Wittlinger

Lehrbuch der Manuellen Lymphdrainage nach Dr. Vodder

Band 1: Grundlagen

Lehrbuch der Manuellen Lymphdrainage nach Dr. Vodder

Band 1: Grundlagen

Von Hildegard Wittlinger und Günther Wittlinger †

Mit einem Vorwort von Dr. phil. Emil Vodder †

Mit 18 Abbildungen und 1 Porträt

12., überarbeitete Auflage

HAUG

Karl F. Haug Verlag · Heidelberg

Die Deutsche Bibliothek – CIP-Einheitsaufnahme

Ein Titeldatensatz für diese Publikation ist bei
Der Deutschen Bibliothek erhältlich

1. Auflage 1978 – 12. Auflage 1996

2. Nachdruck 2000

ISBN 3-8304-0766-1

Gesamtherstellung: Progressdruck GmbH, 67346 Speyer

Von diesem Buch sind folgende fremdsprachige Ausgaben erschienen:
Englisch (1982), niederländisch (1981), italienisch (1983), schwedisch (1980), spanisch (1979).

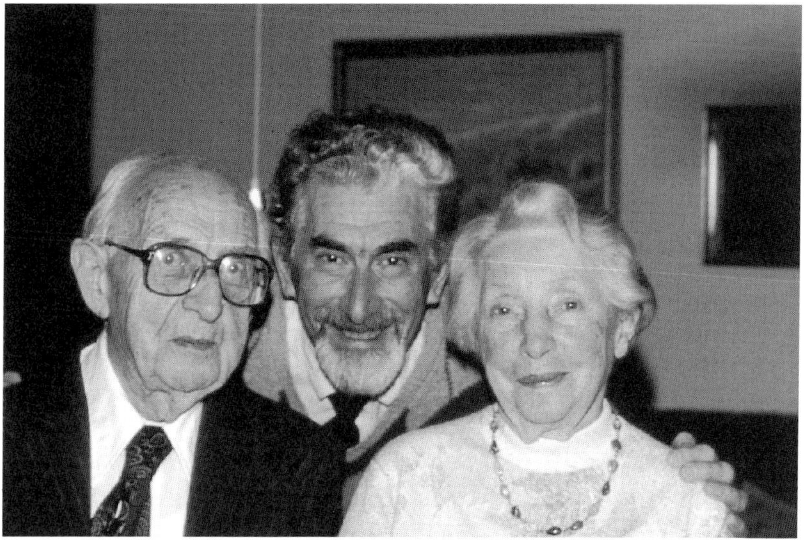

Dr. Emil Vodder † 1986
Günther Wittlinger † 1986
Estrid Vodder † 1996

Dieses Bild wurde 1984 anläßlich der Verleihung der Rohrbachmedaille durch den Verband Physikalische Therapie (VPT) an Dr. Emil Vodder aufgenommen.

Der VPT hat damit einen Mann geehrt, der uns allen eine ganz ausgezeichnete und wirkungsvolle Massagemethode hinterlassen hat. Dr. Emil Vodder und seine Frau Estrid haben ihr Leben der Manuellen Lymphdrainage und ihrer Verbreitung gewidmet. Sie hatten Günther Wittlinger als Kämpfer und Verfechter der Manuellen Lymphdrainage an ihre Seite gerufen.

Inhalt

Vorwort zur 1. Auflage

Obwohl wir, meine Frau und ich, schon in den Jahren 1932–1936 in Frankreich die Methode der Manuellen Lymphdrainage in der Praxis fertig ausgearbeitet hatten, sollte ein Zeitraum von über 40 Jahren vergehen, bevor es möglich wurde, ein Lehrbuch darüber zu schreiben. Durch Lehrgänge und Vorträge in Europas Ländern haben wir unsere Methode mit „Arbeitsheften" und Zeichnungen bekanntgemacht. Aber die wissenschaftliche Grundlagenforschung konnte damals nicht unsere Hypothesen und Erfahrungsbeweise akzeptieren; unsere Entdeckungen kamen viele Jahre zu früh. Das Lymphsystem war in der physikalischen Therapie unbekannt, eine „Terra incognita", gefährlich zu erforschen. Lymphknoten und Drüsen zu massieren, war kontraindiziert, man konnte nur Bakterien und Krankheitskeime damit verbreiten. Man denke an die lymphatischen Kinder mit ihren geschwollenen Halslymphknoten: Skrofulose nannte man es. „Drüsenkinder – Sorgenkinder" sagte man und operierte die Lymphknoten, entfernte „Mandeln", Blinddarm, ja auch Milz, ohne zu verstehen, daß die Kinder dann weniger Abwehrkräfte hatten.

Die alten griechischen Ärzte kannten schon den Teil des Lymphsystems, den wir im Darm vorfinden, nämlich die Chylusgefäße, die während der Verdauung von Fettstoffen als weiße Perlenketten erscheinen und den milchweißen Chylussaft enthalten. HEROPHILOS schreibt darüber: „Von den Därmen entspringen Gefäße, welche nicht in die Leberpforte eingehen, sondern in gewisse drüsenartige Körper". Das waren unsere heutigen „Lymphdrüsen".

Im Mittelalter wurde anatomisches Untersuchen als „sündhaft" angesehen; deshalb entfielen wissenschaftliche biologische Entdeckungen. Dagegen brachte die Renaissance eine reiche Fülle von großen Entdeckungen. Viele Anatomieschulen wurden eröffnet, zum Beispiel in Salerno, Bologna, Padua, Montpellier, Paris, Leyden, Kopenhagen und Uppsala. Im Jahre 1622 demonstrierte der Italiener ASELLI in Padua die Lymphgefäße des Darmes eines Hundes. Schimmernde Milchvenen, „Chyliferi", nannte er sie. Sechs Jahre später konnte William HARWEY in London die aufregende Entdeckung veröffentlichen, daß das Blut einen vollständigen Kreislauf durchführt. Zwei Studenten fanden den „Ductus thoracicus" bei Hunden: in Montpellier war es Jean PECQUET (1647) und in Schweden Olof RUDBECK, ein Universalgenie. Später richtete er das noch heute existierende „Theatrum anatomicum" in Uppsala ein.

In „Nova exercitatio anatomica" (1653) nennt RUDBECK die neuen Gefäße „vasa serosa" und beschreibt Lymphknoten als „glandulae aquosae".

Im Juli 1637 wurde ein junger Däne an der Universität in Leyden in Holland immatrikuliert, namens Thomas BARTHOLIN. In Holland kamen vier günstige Bedingungen für naturwissenschaftlich-medizinische Studien zusammen: hier fand man nämlich ein „Theatrum anatomicum", eine Bibliothek, einen botanischen Garten und ein Krankenhaus mit Patientenmaterial. Im Norden waren bis damals nur Pesthäuser und Irrenhäuser gebaut worden. In Leyden hat BARTHOLIN „Asellis Lymphgefäße" studiert und gelernt, Gefäße mit Einspritzungen von „Gummigut" und Indigo deutlich zu machen. In „einer Studienreise ohne Ende" reiste er zehn Jahre lang durch viele Länder, studierte viele Sprachen und Wissenschaften. Nachdem er als berühmter Forscher nach Dänemark zurückgekehrt war, übernahm er das neugebaute „Theatrum anatomicum" Kopenhagens. Als erster konnte er das Lymphsystem als Ganzes beschreiben. In vier lateinischen Abhandlungen für seinen König Friedrich III. hebt er hervor, daß das Lymphsystem ein natürliches Reinigungs- und Überrieselungssystem ist. In seiner wissenschaftlichen Arbeit „Vasa Lymphatica" veröffentlicht er seine Entdeckung der Lymphgefäße im menschlichen Körper (1652–1654). Kein Forscher hatte bisher eine Spezialbezeichnung für die Lymphflüssigkeit angewandt. BARTHOLIN benannte die Gefäße „Vasa Lymphatica" und den Inhalt „Lympha", klares Wasser; lateinisch „limpidus" = klar.

Zwanzig Jahre später beschreibt Johan Conrad PEYER in Schaffhausen die „Peyerschen Plaques" im Dünndarm. In den folgenden Jahrhunderten wurde die Forschung in den meisten Ländern intensiv weitergeführt. Erst in unserer Zeit ist jedoch ein neues Fachgebiet entstanden, die Lymphologie, die Lehre von der Lymphe und den Gewebsflüssigkeiten. Der Wassergehalt des Körpers sollte dabei als eine Ganzheit betrachtet werden, da in ihm alle Teile, Organe wie Organsysteme, untrennbar verbunden sind. Diese „Grundflüssigkeit" ist prinzipiell überall, ob „milieubedingt" etwas verschieden, wie Professor Hugo Grau in Dr. ZILCHs instruktivem Werk „Lymphsystem und Lymphatismus" schreibt. Dieses Buch ist für alle, die sich für Lymphforschung und Immunologie interessieren, eine wahre Fundgrube (München 1963).

Ganz frühzeitig waren wir überzeugt, daß der Mensch ein Ganzes war, eine biologische Einheit. Durch Studien der inspirierenden Werke von Claude BERNARD, Alexis CARREL und Cecil DRINKER wurde uns die Allgegenwärtigkeit der Lymphe als Lebensmilieu eingeprägt. Die allgemeine Bedeutung des Lymphsystems als Lebensmilieu hatte Alexis CARREL bestätigt, als er im Jahre 1912 den Nobelpreis für die Zucht von Kulturen lebender Zellen erhielt. Er war der Grundleger der modernen Organtransplantation. Wir waren damals außerordentlich begeistert, wir konnten in die Zukunft schauen! Auf seinen klassischen Versuch mit den Zellen eines Hühnchen-Herzens, die ewig leben könnten, falls die Lymphflüssigkeit immer erneuert wurde, ist es uns später gelungen, die Methode der Hautregeneration zu gründen. Wir waren mehr und mehr überzeugt, daß mirakulöse Lebenskräfte sich in der Lymphflüssigkeit verborgen halten. Trotz der raschen Fortschritte der biologischen Wissenschaften konnten die Lymphkörperchen ihre Geheimnisse verborgen halten, bis in der Mitte dieses Jahrhunderts endlich entdeckt wurde, daß in dem großen Kern der Lymphozyten lebenserhaltende Stoffe, Desoxyribonukleinsäuren = DNS, als prinzipielle Lebensgrundlage aller Zellen und ebenso als Träger der Erbeigenschaften vereinigt sind.

Als die Immunologen neulich bestätigen konnten, daß die Lymphozyten für die Antikörperbildung, also die Verteidigung gegen Viren und Infektionen verantwortlich sind, hatte die Erforschung des Lymphsystems einen Höhepunkt erreicht. Interessant ist es, sich daran zu erinnern, daß einer der ersten Lymphforscher in Amerika, Prof. Cecil DRINKER, vor 30 Jahren als eine Prophezeihung sagte: „Das Lymphsystem ist das allerwichtigste Organsystem für das Leben von Menschen und Tieren."

Wir lebten damals 11 Jahre unter Frankreichs inspirierendem Himmel, 5 Jahre an der Riviera und 6 Jahre in Paris. Wir hatten durch Lymphstudien und praktische Patientenbehandlungen Erfahrungen gesammelt und Hypothesen aufgestellt, die nun seit langem von den Wissenschaftlern erforscht und bestätigt sind.

In unserem Institut für physikalische Therapie in Cannes hatten wir eines Tages einen Lymphatiker mit Sinusitis, Schnupfen, Migräne, unreiner, feuchter Haut als Patienten bekommen. Ich hatte meine Augen geschlossen, um besser die hart geschwollenen lymphonodi cervicales zu palpieren. Plötzlich sah ich das Bild eines sinus nasalis vor mir wie im Röntgenbild, aber von schimmernden Lymphgefäßen durchzogen. Außerdem sah ich ihre zum Hals gerichteten Abläufe: die „Lymphdrüsenketten", die das allgemeine Abfluß-System der Haut, der Schleim- und Gehirnhäute, ja für alle Organe und Drüsen im Kopf und Hals darstellen. Soweit mir bekannt ist, sind diese Abflüsse früher **nicht** als ein für die vielen Organsysteme des Kopfes gemeinsam angelegtes Drainagesystem aufgefaßt worden.

Wäre es möglich, so fragte ich mich, daß diese Stauungen in den stark geschwollenen Lymphdrüsen die tiefere Ursache dieser verschiedenen Leiden sind? Erfüllen die Lymphdrüsen ihre Aufgabe, das Gewebe zu reinigen, nicht, verursachen sie dadurch die unreine Haut und die Katarrhe der Schleimhäute? Ist es dann möglich, daß die in diesen Ablaufkanälen und Schleusen entstandenen Stauungen durch eine adäquate Massageart behoben werden können? Hätte ich damit eine erfolgreiche Universaltherapie des lymphatischen Syndroms gefunden? Die Berechtigung dieser Hypothese ist in der Praxis durch Tausende solcher Behandlungen bewiesen worden, und keine einzige ist zum Nachteil für einen Patienten gewesen. Mein Patient war nach 10 Gesichtsbehandlungen mit vorsichtig drehenden Pumpbewegungen über die „Drüsenketten" von allen Beschwerden völlig befreit und hatte keine Rezidive. Hatte die Lymphe ungeahnte Heilkräfte? Ohne Zweifel!

1933 sind wir nach Paris übersiedelt. Dort wurden die biologischen Studien fortgesetzt. Besonders widmeten wir uns den Studien der Anatomie und Physiologie des Lymphgefäß-Systems. Prof. ROUVIÈRE hatte eben sein Lehrbuch „L'anatomie des Lymphatiques de l'Homme" herausgegeben. Alexis CARREL hatte auch das wunderbare Buch geschrieben: „Der Mensch – das unbekannte Wesen" („Man the Unknown"). Und am wichtigsten: in einem riesigen Atlas vom großen Anatom Phil. SAPPEY fanden wir eine Sammlung von sehr schönen Kupferstichen, wovon wir in unseren Lymphdrainage-Kursen viele verwendet haben (Phil. SAPPEY: Description et iconographie des vaisseaux lymphatiques concidérés chez l'homme et les vertébrés. Paris 1885).

1936 war es uns gelungen, eine systematische, klare Arbeitsmethode zusammenzustellen durch Intuition und unzählige praktische Behandlungen. Eine völlig neue Grifftechnik war notwendig. Das sollte eine Art von auspumpenden, entleerenden Kreisbewegungen sein, mit Druck weniger als 30 mm Hg (nun Torr genannt), um **keine** Blutüberfüllung hervorzurufen. Über den Lymphknoten, wo niemand früher wagte zu massieren, führten wir leicht stehende Kreise aus, jedesmal untersuchend, palpierend, mit Fingerspitzengefühl, auch in den Fingerflächen. Die Richtung: unser Ziel war immer zum „Terminus" hin in der Schlüsselbeingrube, die Endstation aller Lymphbahnen im Körper. Die Methode war nicht allein für Gesichtsbehandlungen, für kosmetische und vorbeugende Zwecke ausgedacht, sondern auch für Krankenbehandlung. In der Heilbehandlung hatten wir oft überraschende und schnelle Erfolge. Ob es sich um Hautreaktionen, Hämatome, Unfälle, Heilung von Ekzemen, Beinwunden, ja Infektionen handelte, immer war die Wirkung sicher, wenn die Griffe langsam harmonisch und korrekt ausgeführt wurden. Das war ja auch die Lebensgrundlage; wir stimulierten den Lymphfluß.

Nun war es aber notwendig, die Methode für die Öffentlichkeit zu präsentieren. Im Frühjahr 1936 war in Paris eine große Gesundheitsausstellung: „Santé et Bauté" war das lockende Thema. Das Interesse war enorm. Die Zeitungen sprachen von „einer Revolution in der Hautbehandlung, diese Lymphdrainage"! Ich hatte einen Artikel [1] auf französisch geschrieben, und diese Publikation kam in der Zeitschrift „Santé pour tous" in Paris, wo ich Mitredakteur war, heraus. Später erschienen eine dänische und eine schwedische Übersetzung (s. a. dt. Übersetzung S. 139).

Nach 11 lehrreichen Jahren unter Frankreichs inspirierendem Himmel, mußten wir bei Ausbruch des 2. Weltkrieges in unsere Heimat – nach Kopenhagen – zurück. Dort wurde noch einmal neu angefangen und ein neues Lymphdrainage-Institut gegründet, welches wir dann 25

Jahre lang hindurch geleitet haben. In dieser Zeit bildeten wir auch einige tüchtige Lymphtherapeuten aus, denn dieses neue Fachgebiet nannten wir damals schon „Lymphologie“.

Erst in den 50er Jahren kam auch Interesse aus den anderen europäischen Ländern. Wir wurden eingeladen, um Vorträge zu halten oder Kurse zu geben. Heute können wir nun bereits auf eine 20jährige Reisetätigkeit zurückblicken. Viele Tausende von Schülern aus ganz Europa – einige auch aus Übersee – wurden von uns persönlich ausgebildet. Wir haben auch in vielen Ländern Assistenten und volle Lehrkräfte, die unsere Originalmethode, unser Lebenswerk, weitergeben unter dem Namen: „Manuelle Lymphdrainage nach Dr. Vodder“.

Welche wissenschaftlichen Erkenntnisse sind nun im letzten Jahrzehnt gemacht worden?

Durch die modernen Hilfsmittel wie Elektronen-Mikroskope, Isotopen, Computer und die Chemie der Makromoleküle wurden viele überraschende Einblicke auch in das Lymphsystem ermöglicht, die früher völlig unerklärbar waren.

Da fanden die Forscher zum Beispiel im großen Zellkern des Lymphozyten lebenserhaltende Stoffe: DNS (Desoxyribonukleinsäure), auch Kernsäure genannt, die als prinzipielle Lebensgrundlage aller Zellen und ebenso als Träger aller Erb-Eigenschaften gilt.

Wenn z. B. eine Haut verletzt ist, kann jeder von uns sehen, daß sie sich schnell alleine repariert, und es wird immer ihre Haut sein.

Außer den verschiedenen Baustoffen (Proteine – Eiweiße) bringen die Lymphozyten nämlich auch Nukleine (Kernsäure) mit. Diese Kernsäuren sind lange Molekülketten von DNS – genannt: die „Lebensspirale“.

Darin liegen sämtliche Architektenzeichnungen von allen Geweben eines Körpers, wie es im Fötus bereits programmiert wurde. Wenn gesunde Lymphe fließt, werden alle Gewebe und Funktionen normalisiert. Die Lymphe ist die wahre Gesundheitsquelle, aber auch Gesundheitshüter!

Denn früher noch als „Stiefkind der Medizin“ bekannt, erreichte die Lymphe erst vor kurzer Zeit ihren Höhepunkt als „Immunsystem". Berühmte Lymphologen und Immunologen bestätigen heute, daß die Lymphozyten für die Antikörperbildung verantwortlich sind, also für die Verteidigung gegen Viren und Infektionen, von der Grippe bis zum Krebs.

Schon am Anfang unserer medizinischen Studien waren meine Frau und ich zu einer Ganzheitsauffassung gekommen und so auch zur Allgegenwärtigkeit der Lymphe als Lebensstrom. Dieses Lymphsystem ist ein universelles System, das Makrokosmos und Mikrokosmos in uns verbindet. Es ist das ursprüngliche System, welches zuerst aus der „Ursuppe" entstanden ist. Die Lymphe stellt das überall eindringende Lebensmilieu des Körpers dar. Auf dem Wege zu den Zellen, über eine sogenannte „Transitstrecke", müssen sämtliche Nahrungs- und Vitalstoffe durch die Zwischenraum-Lymphe fließen.

In der neuen Lymphtherapie wird der Begriff „Lymphe" sehr umfassend gewertet. Im Hinblick auf unsere besondere Behandlungstechnik deckt sich also der Begriff „Lymphe" sowohl mit der zu den Zellen hinfließenden Nährflüssigkeit (Interstitial-Lymphe) als auch indirekt mit der im Protoplasma von Billionen von Zellen sich umwälzenden Flüssigkeit. Wir können hier erwähnen, daß einige Lymphologen betonen, daß die Bindegewerbsflüssigkeit nicht identisch mit der Lymphe sei. Andererseits sagt man aber, daß das Bindegewebe das Quellgebiet der Lymphe ist.

Allen aber ist eines klar, daß das Lymphsystem nicht allein als Reinigungsapparat arbeitet (durch Drainagewirkung), sondern auch als Schutz- und Abwehrapparat. Außerdem erfüllt es lebenswichtige Funktionen.

So wie die roten Blutkörperchen als Transportfahrzeuge für Sauerstoff und Kohlensäure angesehen werden, transportiert die Lymphe ihrerseits die sogenannte „lymphpflichtige Last" zurück zum Blutstrom, das heißt, eine Mischung von lebenswichtigen Baustoffen und auch etlichen Giftstoffen. – Man findet beinahe die ganze Blutplasma-Proteinmenge als Baustoffe und Nahrung für die Zellen, aber auch Vitamine, Hormone und zertrümmerte Zellen (z. B. von Blutergüssen oder anderen Verletzungen), kurz: Abfallstoffe. Alle diese Riesenmoleküle können nicht durch die Venenwände eingeschleust werden, und somit wird das Lymphsystem für den Abtransport lebensnotwendig.

Es wird daher verständlich, daß die Lymphozyten allen Geweben neue Baustoffe zuführen und daß eine gezielte Manuelle Lymphdrainage die Neubauprozesse erheblich beschleunigen kann. In den lymphatischen Geweben (Gaumen- und Rachenmandeln, Milz, Lymphknoten, Peyersche Platten) werden jede Sekunde Millionen von frischen Lymphozyten gebildet. Neue Forschungsergebnisse bestätigen, daß normalerweise 35 Milliarden von Lymphkörperchen täglich ins Blut hineinströmen, durch die terminalen Strombahnen der großen Halsvenen. In Krisenfällen kann die enorme Last bis zu 562 Milliarden ansteigen!

Prof. COLLARD aus Brüssel hat in einem Farbfilm mit Kontrastmitteln überzeugend die vorwärtstreibende Wirkung der Drainagebewegungen der Manuellen Lymphdrainage demonstriert. Als Gegenbeweis hatten die klassischen Massagegriffe keinerlei Drainagewirkungen. Gleiche Erkenntnisse brachten die wissenschaftlichen Arbeiten von Prof. KUHNKE aus Bonn. Er konnte beweisen, daß unser Druck von nur 30 mm Hg (Torr) richtig war und sogar notwendig, um Eiweiß-Schwellungen im Gewebe (Ödeme) zu entfernen. Auch die wissenschaftlichen Forschungen von CASLEY-SMITH (Australien) ergaben, daß normale Massagegriffe viel zu stark für eine Drainagewirkung im Interstitium sind und den Abtransport verhindern können (Lymphstau).

Das größte Wunder aber vollbringt die Lymphe in der Selbstverteidigung, als Immunsystem! Für junge Mediziner wohl das meistversprechendste Forschungsgebiet von heute.

Von einem bekannten Biologen, Prof. OLLIVIÉRO in Paris, hörte ich vor vielen Jahren den humorvollen Vergleich: „Der Mensch ist ein Amphibium. Selbst der schönste weibliche Körper ist nur ein Aquarium mit 50 Litern lauwarmem Meerwasser, worin Billionen Zellen leben und kämpfen, um zu überleben"!

Auf dem unendlich langen Wege der Evolution haben die einzelligen Lebewesen, die aus dem Meere entstanden sind, alle lebensnotwendigen chemischen Erbsubstanzen mitgebracht. In diesem wäßrigen Milieu mußten die Amöben – sagen wir hier besser der Lymphozyt – als Urzelle lernen, das „Privatleben" zu schützen. Er formte eine Hülle oder Membran, um nicht verwässert oder vernichtet zu werden. Damit war die Chemie des Lebens sicher geschützt durch Zellmembranen. Die Evolution konnte dann, so wie wir sie heute kennen, beginnen. Mit der zellulären Daseinsform war ein notwendiger Zwang in diese Ur-Ozeane eingezogen, nämlich der Bedarf nach Nahrung. Die Zellen, die am besten die Energiequellen auszunutzen verstanden, gediehen und gewannen die Oberhand gegenüber den weniger tüchtigen. Die beste reine Quelle war in den Zellen selbst eingeschlossen – Störstoffe und Vergiftungen kamen von außen. Nach und nach klebten einige Zellen zusammen – Zusammenhalt gibt Stärke –, und die Zellen, die nicht auseinandergerissen werden konnten, durften weiter existieren.

Die chemischen Prozesse, die sich in unserem Körper abspielen, mit den Verbindungen, die unseren Stoffwechsel regulieren – Zucker und Fette, die unsere Energien transportieren, Aminosäuren, die unsere Proteine bilden, Phosphorlipoide, aus denen unsere Zellmembranen bestehen, dies alles war absolut das Beste und Genialste, was „Mutter Natur" entwickeln konnte.

Wir haben uns unaufhörlich weiterentwickelt und in uns sind die Sieger eines 3 Milliarden Jahre langen Überlebenskampfes!

Aber der ursprüngliche Kampf, der in den Urmeeren begann, als sich die erste Zelle gegen ihre Schwester kehrte, hat nie mehr aufgehört, trotz Entwicklung, Kultur, Barmherzigkeit und Menschenliebe!

Wir leben heute, wie schon immer, auf dem Grunde eines Meeres von Bakterien und Viren. Der gefährlichste Kampf spielt sich immer zwischen mikroskopisch kleinen Gegnern von höchstes 7 Mikron ab. Das sind Kämpfer, die sieben tausendstel Millimeter groß sind, die gefährlichsten von allen. Und solche winzigen Feinde machen Blitzangriffe ohne Lärm. Viren und Bakterien, die durch eine Schnittwunde in den Finger oder durch Schleimhäute dringen, können schon wenige Sekunden später die Hirnzellen angreifen. Aus diesem Grunde hat unser Immunsystem in den weißen Blutkörperchen immer eine enorme Abwehr in Bereitschaft. Ein Mensch von 70 Kilo hat durchschnittlich 26 Milliarden Granulozyten und Makrophagen vom Knochenmark bereit, die man „Freßzellen" nennt. Dazu kommen noch andere Gruppen chemischer Wächter und mikrobiologischer „Killerzellen". Prof. GOWANS aus Oxford erklärte in einem Vortrag folgendes:

„Es besteht kein Zweifel daran, daß unsere Fähigkeit, in einer Umwelt zu überleben, die voll feindseliger Mikroorganismen ist, von der Kraft der großen Armee von Lymphozyten abhängt.“

Als Einleitung zu diesem ersten Lehrbuch in der Manuellen Lymphdrainage habe ich hiermit einen retrospektiven Bericht über die Entstehung der Manuellen Lymphtherapie gegeben und zugleich eine Übersicht der wissenschaftlichen Bestrebungen, die lebenswichtigen Geheimnisse des Lymphsystems zu enthüllen. Wir sind dem Ehepaar WITTLINGER, Leiter der Dr.-Vodder-Schule in Walchsee (Tirol), zu großem Dank verpflichtet, mit diesem Lehrbuch eine große Lücke ausgefüllt zu haben.

Kopenhagen-Bagsvaerd,
im Januar 1978

Dr. phil. Emil VODDER †

Vorwort zur 6. Auflage

Der schnelle Fortschritt der wissenschaftlichen Kenntnisse in der Lymphologie machte es notwendig, die 6. Ausgabe des Lehrbuches für „Manuelle Lymphdrainage nach Dr. VODDER“ zu überarbeiten.

Wir sind sehr glücklich, im hohen Alter von 87 und 88 Jahren erleben zu dürfen, daß dieses Buch in englischer, spanischer, holländischer, italienischer und schwedischer Sprache erschienen und in französischer Sprache in Bearbeitung ist. Dies zeigt uns, daß unser Lebenswerk „die Manuelle Lymphdrainage“, sich allmählich in vielen Ländern durchsetzt. Lymphdrainage hat in allen Ländern eine beinahe magische Aussagekraft.

Leider lehren auch Unberufene diese anspruchsvolle Massagetechnik zum Schaden der Methode. Für alle alten und jungen Lymphdrainagelehrer gilt die Verpflichtung, sich spätestens jedes zweite Jahr mit unseren Nachfolgern und Autoren dieses Buches zu treffen, um Theorie und Praxis den Erfordernissen der Zeit anzupassen. Wir alle müssen dafür sorgen und sind verpflichtet, die „Manuelle Lymphdrainage nach Dr. VODDER“ zu konservieren, damit die Methode nicht verwässert. Unsere Patienten sollen davon profitieren. Möge es immer gelingen. Dies wünschen

Kopenhagen-Bagsvaerd,
im Juli 1984

Dr. Emil VODDER † Estrid VODDER †

Vorwort zur 12., überarbeiteten Auflage

Diese überarbeitete Auflage des Lehrbuchs der Manuellen Lymphdrainage möchte ich Estrid VODDER widmen. Sie hat zusammen mit ihrem Mann, Emil VODDER, dazu beigetragen, daß wir heute in der Lage sind, viele Krankheiten zu behandeln und unser Indikationsfeld zu erweitern, was ohne die Manuelle Lymphdrainage nach Dr. VODDER nicht möglich wäre. Günther WITTLINGER hat in enger Zusammenarbeit mit Emil und Estrid VODDER mit größter Akribie die Handgriffe untersucht und aufgezeichnet. Er hat sie beschrieben und leichter lehrbar gemacht.

Die Erweiterung dieses Buches ist notwendig geworden, um den Schülern neben dem historischen Hintergrund der Manuellen Lymphdrainage auch die heute gültigen Grundlagen zu vermitteln. Das Vermächtnis des Eheparres VODDER ist für uns eine Verpflichtung und gleichzeitig Motivation, allen Schülern der Dr.-Vodder-Schule die Methode in ihrer Originalität weiterzugeben. Seit über 25 Jahren wird an der Dr.-Vodder-Schule in Walchsee die Manuelle Lymphdrainage gelehrt und neuen Anforderungen angepaßt, ohne jemals die Vodderschen Grundprinzipien außer acht zu lassen.

Walchsee,
im Juli 1996

Hildegard WITTLINGER

Ausbildungsverlauf in Manueller Lymphdrainage (ML) für Kosmetiker

Die Ausbildung in Manueller Lymphdrainage unterteilt sich in Grund-, Abschluß- und Wiederholungskurse.

Der **Grundkurs** wiederum wird in 4 Teile eingeteilt:
Teil 1: Behandlung von Hals und Gesicht
Teil 2: Behandlung von Armen und Beinen
Teil 3: Behandlung von Nacken, Rücken, Lende
Teil 4: Behandlung von Brust und Bauch

jeweils mit einer Theoriestunde. Insgesamt beträgt für den Grundkurs 1–4 die Unterrichtszeit 40 Unterrichtsstunden.

Der **Abschlußkurs** verfeinert die im Grundkurs gezeigten Griffe und bereitet die Schüler im Theoretischen und Praktischen auf die zum Abschlußkurs gehörende Prüfung vor. Außerdem werden spezielle Indikationen in der Kosmetik praktisch durchgenommen. Bei bestandener Prüfung, die sich in einen praktischen und einen theoretischen Teil gliedert, erhält der Schüler ein international anerkanntes Diplom, das ihm erlaubt, die ML nach Dr. VODDER selbständig im gesundheitspflegerischen und kosmetischen Bereich anzuwenden. Der Abschlußkurs beinhaltet 40 Unterrichtsstunden.

Zur Überprüfung der Technik, zum Erfahrungsaustausch und zur theoretischen Fortbildung können **Wiederholungskurse** besucht werden, die zwei oder mehr Tage dauern.

Ausbildungsverlauf in Manueller Lymphdrainage (ML) für Heilhilfsberufe

Die Ausbildung für Heilhilfsberufe dauert 4 Wochen (180 UE) und unterteilt sich in einen Basiskurs (früher Grund- und Therapiekurs I) und einen Therapiekurs (früher Therapiekurs II und III). Nach erfolgreichem Kursbesuch versteht der Lymphdrainagetherapeut die für die ML indizierten Krankheiten selbständig zu behandeln (Odemtherapie eingeschlossen). Das Zeugnis, das nach bestandener Prüfung von der Dr.-Vodder-Schule den Schülern ausgehändigt wird, hat internationale Gültigkeit und entspricht den in Deutschland geltenden Vorschriften, um als Masseur oder Krankengymnast mit den Kostenträgern abrechnen zu können. Die Kursabsolventen verpflichten sich zur freiwilligen Fortbildung in ML, weil immer neue Erkenntnisse über die Wirkung der ML und eine ständige praktische Überprüfung der Handgriffe dies notwendig machen.

Für Therapeuten werden ebenfalls **Wochenendkurse** abgehalten, die der Fortbildung dienen. Seit einiger Zeit werden auch Ferienwiederholungswochen angeboten. Eine gute Technik ist entscheidend für den Therapieerfolg. Die Dr.-Vodder-Schule Walchsee unterrichtet die Originalmethode.

Geschichte der Manuellen Lymphdrainage (ML)

Im Jahre 1932 arbeiteten Dr. VODDER und seine Frau in Cannes an der Riviera als Masseure. Sie hatten damals als Patienten größtenteils Engländer, die sich zur Kur dort aufhielten, um ihre Erkältungskrankheiten auszukurieren, die bedingt durch das neblige Klima ihrer Heimat bereits chronischen Charakter hatten. VODDERs stellten fest, daß die Patienten alle geschwollene Lymphknoten am Hals hatten. Damals war das Lymphsystem tabu für Masseure, ja sogar für Ärzte. Die Auffassung war, „man beachtet es am besten überhaupt nicht, denn es beinhaltet alles Schlechte." VODDER wagte es, das Tabu zu durchbrechen, behandelte intuitiv diese geschwollenen Lymphknoten und hatte Erfolg. Die Erkältungskrankheiten verschwanden, und so entwickelte er – auf diesen Erfolg gestützt – die ML nach Dr. VODDER, so wie wir sie heute lehren und applizieren.

Die erste Bekanntgabe seiner Methode war 1935, und die erste schriftliche Veröffentlichung 1936 in Paris [1] (Originalarbeit in deutscher Übersetzung s. S. 139 [44]). Seit dieser Zeit arbeitet er – 40 Jahre hindurch – als Masseur, hielt Vorträge, machte zusammen mit seiner Frau Demonstrationsbehandlungen und gab Kurse. Außerdem stammt der Terminus technicus „Manuelle Lymphdrainage" ebenfalls vom Ehepaar VODDER. Dies gibt ihnen die Priorität.

Durch diese Pioniertätigkeit aufmerksam gemacht, interessierten sich immer mehr Masseure, Kosmetiker und Ärzte für die Methode.

Das führte zur Gründung einer „Gesellschaft für Manuelle Lymphdrainage nach Dr. VODDER“ im Jahre 1967, deren Aufgabe es war, die Wirkungen der ML wissenschaftlich zu begründen und die Ausbildung der einzelnen Berufsgruppen entsprechend optimal zu gestalten.

In den folgenden Ausführungen wird die wissenschaftliche Begründung der ML dargestellt, zugeschnitten auf die Frage:
Braucht ein Therapeut die ML?
(Für Therapeuten enthält das Buch den ausführlichen Lehrstoff des Grundkurses.)

Diese im Jahr 1967 gegründete Gesellschaft für ML nach Dr. VODDER wurde im Jahr 1976 in die Deutsche Gesellschaft für Lymphologie integriert, als Sektionen „therapeutische Lymphdrainage“ und „kosmetisch-dermatologische Lymphdrainage“. Das Erbe übernahm die „Gesellschaft für Manuelle Lymphdrainage nach Dr. VODDER, Sitz Walchsee“, die 1972 gegründet wurde. Die am selben Ort 1971 gegründete Dr.-Vodder-Schule lehrt die unverfälschte Originalmethode. Erklärtes Ziel dieser Schule ist es, die ML nach Dr. VODDER in die Ausbildung der Masseure, Krankengymnasten und auch der Kosmetiker einzubauen, die Ausbildung zu koordinieren, die Lehrer zu überwachen, damit den Menschen durch diese Methode geholfen wird. Das Ziel dieser Schule stimmt mit dem Wunsch und Auftrag VODDERs an die Autoren überein.

Die nachstehenden Kapitel erheben keinen Anspruch auf Vollständigkeit. Sie sollen eine Hilfe sein, Kosmetikerinnen und Heilhilfsberufen die schwierigen wissenschaftlichen Begründungen der Wirkung der ML verständlich zu machen. Deshalb haben wir auch eine vereinfachte Darstellung gewählt.

A) Theoretischer Teil

1. Wirkungsweise der Manuellen Lymphdrainage (ML)

a) Vegetative Wirkung

Wir kennen bei der ML verschiedene Wirkungsrichtungen: ML wirkt auf das **vegetative Nervensystem.** Dieses besteht aus dem Sympathikus, dem Tagnerv, der uns aktiv macht, der uns arbeiten läßt, und seinem Gegenspieler, dem Parasympathikus, dem Nachtnerv, der uns ruhen, schlafen und Kraft schöpfen läßt, damit wir am nächsten Tag wieder arbeiten können.

Diese beiden Nerven versorgen alle Teile des Körpers, also Gefäße, Muskeln, Organe – und was die Kosmetikerin besonders interessiert – die Haut, um in einer abgestimmten, die Existenz des Organismus fördernden Tätigkeit zu wirken[9a]. Ausläufer (Axone) des vegetativen Nervensystems finden wir in der Grundsubstanz des weichen Bindegewebes.

Ein gesunder Mensch hat ein ausgeglichenes Vegetativum. Die Hetze des Alltags, die Umwelt, der Erfolgszwang sind schuld daran, daß wir alle kein ausgeglichenes vegetatives Nervensystem mehr haben. Dadurch überwiegt der Sympathikus.

Nachdem während der Behandlung mittels ML eine Entspannung der quergestreiften Muskulatur eintritt, die Patienten müde werden, ja sogar einschlafen, nahmen wir an, daß diese Erscheinungen durch Erregung des Parasympathikus zustande kommen. Heute wissen wir: Die ML wirkt dämpfend auf den Sympathikus, d.h die Patienten werden bei richtiger Anwendung der ML ruhiger und entspannter. Und das ist eine erwünschte Wirkung. Viele Frauen gehen zur Kosmetikerin, weil sie einmal eine Stunde Ruhe haben wollen, weil sie wollen, daß man sich einmal mit ihnen beschäftigt und sie pflegt. Diese Wünsche werden von der Wirkung der ML unterstützt. Es gibt eine ganze Anzahl von Patienten, deren Erkrankung daher rührt, daß sie sich in einer Disharmonie befinden, daß der Sympathikus überwiegt. HUTZSCHENREUTER[48] schreibt, daß wir im Bereich der Gefäße von einer sog. sympathikolytischen Wirkung (d.h. dämpfend auf den Sympathikus) der ML ausgehen können.

Die ML ist zumindest eine der Therapiemöglichkeiten, die hier erfolgreich eingesetzt werden kann.

Deshalb ist es wichtig, daß die Griffe in langsamem, monotonem Rhythmus appliziert werden. Nur diese haben nämlich die erwünschte Wirkung. Arbeitet man zu schnell, hat man die gegenteilige Wirkung, man regt den Patienten auf, man macht ihn nervös.

Das parasympathische System wirkt trophotrop, d.h. aufbaufördernd, erholend, kräftesammelnd. Das sind Vorgänge, die für den Schlaf charakteristisch und durch „bewußtes Wollen" nicht beeinflußbar sind. Hypertonus [2] der Muskulatur kommt oftmals aus dem Unbewußten. Unserem Bewußtsein unterstehen die motorischen, sensiblem und sensorischen Funktionen. Würde der Hypertonus vieler unserer Patienten nicht vom Unbewußten kommen, könnten wir selbst diese Krankheit bewußt steuern bzw. beinflussen. Das aber ist nicht der Fall. Wenn man dabei die ML einsetzt, bedeutet dies die Beeinflussung des Hypertonus über das Vegetativum.

Während das geistig Bewußte im Menschen seinen Sitz im Großhirn hat, befinden sich die unbewußten unkörperlichen Impulsquellen, wie man annimmt, in den vegetativen Zentren des übrigen Gehirns und des Rückenmarks. Reflexe, die durch manuelle Tätigkeit ausgelöst werden, treffen diese vegetativen Zentren.

Einer der großen massierenden Ärzte, Dr. H. MARNITZ [26] schreibt: Die Lmyphdrainage nach VODDER beruht auf einer genial erdachten, einfachen und überzeugenden Technik, welche eine Beschleunigung des Lymphstromes bewirkt. Gleichzeitig wird aber dadurch auch eine beruhigende Beeinflussung der sensiblen Nervenendigungen der Haut erreicht, welche sich in Minderung der Druckschmerzhaftigkeit und gewisser reflektorischer Detonisierung des Gewebes dokumentiert.

Reflexe

Ein Reflex [3] ist die Antwort auf einen Reiz. Nervenzellen, die man Rezeptoren nennt, sind Aufnahmeorgane für verschiedene Arten von Reizen. So gibt es z. B. Photo-, Chemo-, Thermo-, Mechanorezeptoren. Der Rezeptor wandelt jeweils den für ihn spezifischen Reiz in eine Erregung um. Die Nervenzelle leitet die Erregung über Neuriten bis zum

Reflexzentrum. Dort wird die Erregung umgeschaltet und geht zum Erfolgsorgan. Also z. B. durch den Stich mit einer Nadel wären die Erfolgsorgane diejenigen Muskeln, die den betroffenen Körperteil aus dem Bereich der Nadel bringen. Durch die Art des Reizes entsteht ein unterschiedlicher Reflex. Teilweise sind Reflexe gleichzeitig von Gefühlen begleitet. Die uns interessierenden Reflexe sind die Gruppe der Abwehr- und Fluchtreflexe sowie der Zuwendereflexe. Durch grobe, harte Massagen können Abwendereflexe, Abwehr- und unter Umständen Fluchtreflexe ausgelöst werden. Die dabei auftretenden Schmerzen sind meist verbunden mit einem erhöhten Spannungszustand der Muskulatur. Aversionsgefühle (wie z. B. Wut, Angst) begleiten diese Reflexe.

Mit einer richtig ausgeführten ML löst man dagegen Zuwendereflexe aus. Zuwendereflexe sind begleitet von angenehmen Adversionsgefühlen (z. B. Zuneigungsgefühl, Wohlsein). Sie setzen die Grundaktivität der Muskulatur herab und wirken dadurch entspannend.

b) Wirkung auf Pathische Reflexbahnen [3]

Die als pathische Fasern bezeichneten Nerven leiten die Schmerzen verursachenden Reize von der Peripherie in Form von Aktionspotentialen weiter. Pathisch kommt von Pathos = Schmerz. Wenn man ein Gummiband ums Handgelenk hat, es anzieht und schnellen läßt, verspürt man einen Schmerz. Nach einiger Zeit zeigt sich an dieser Stelle ein roter Striemen, der anschwillt. Wir haben alle Zeichen einer Entzündung: Schwellung, Rötung, Schmerz und Hitze. Das ist die lokale Antwort auf einen pathischen Reiz. Dieser Reiz wird von einem Nozizeptor (Schmerzempfänger) aufgenommen und über pathische Fasern mittels Aktionspotentialen über Rückenmark und Hirnstamm zum Großhirn geleitet. Der pathische Reiz entsteht dadurch, daß Zellen im betroffenen Gebiet zerstört werden. Die Zerfallsprodukte der zerstörten Zellen, wie z. B. Histamin, Serotonin und die Prostaglandine, wirken auf die pathischen Fasern. Dies löst in uns Empfindungen aus, die wir als Schmerz bezeichnen.

Ein pathischer Reiz wird von dem dafür zuständigen Aufnahmeorgan, einem Nozizeptor, aufgenommen, auf dem Nervenweg weitergeleitet bis zur Übergangsstelle zur nächsten Ganglienzelle. Diese Übergangsstelle nennt man Synapse. In diesem Fall ist die Synapse erregungsübertragend, exzitatorisch, und ist in der Lage, die Erregung an höhere Stellen des Zentralnervensystems weiterzuleiten.

Der Nozizeptor schickt so lange Aktionspotentiale zum Zentralnervensystem, solange er gereizt wird, solange die Schmerzursache bestehen bleibt.

Außer Nozizeptoren kennen wir Mechanorezeptoren (Berührungsempfänger). Diese leiten Reize weiter, die durch Berührungen hervorgerufen werden, wie sie z.B. bei der ML oder durch Streicheln entstehen. Sie leiten diese Berührungswahrnehmungen ebenfalls mittels Aktionspotentiale über Nerven zum Rückenmark. Dort treffen sie auf eine Ganglienzelle, deren Synapse ebenfalls exzitatorisch tätig ist. Infolge Übertragung der Erregung bis in höhere Abschnitte des Zentralnervensystems über den Neuriten der Ganglienzelle, wird dort eine angenehme Berührungsempfindung wahrgenommen. Der Neurit besitzt nun eine Kollaterale, also eine Verbindung, die zu einer anderen Ganglienzelle führt. Diese Ganglienzelle ist eine sogenannte Hemmzelle. Wird diese erregt, schickt sie Aktionspotentiale zur Ganglienzelle, die durch den Nozizeptor erregt wird. Mit dieser bildet die Hemmzelle jedoch eine hemmende (inhibitorische) Synapse, was bedeutet, daß dort die vom Nozizeptor stammende Erregung der pathischen Impulse bei gleichzeitiger Erregung der Hemmzelle blockiert, gehemmt, ja sogar ausgelöscht wird. Mit einer Einschränkung: der Mechanorezeptor reagiert nur bei Änderung der Reizgestalt. Insofern wird er durch ML dauernd erregt, weil durch die ständige Änderung des Druckes bei der ML auch ständig die Reizgestalt geändert wird. Dadurch werden die Mechanorezeptoren und damit auch die Hemmzellen ständig erregt.

Mit einfachen Worten ausgedrückt heißt das: Durch eine exakte Ausführung der ML, die sich durch ständig variierende leichte Drücke auszeichnet, werden Hemmzellen erregt, die dafür sorgen, daß Schmerzempfindungen vermindert oder sogar ausgelöscht werden.

An dieser Stelle sollte nicht unerwähnt bleiben, daß durch die drainierende Wirkung der ML ebenfalls eine Schmerzlinderung hervorgerufen werden kann. Denken wir dabei an Hämatome oder Distorsionen. Lokale Schwellung ist die Folge. Das betroffene Gebiet ist schmerzhaft, teilweise aufgrund der Schwellung, teilweise aufgrund der Substanzen, die im Bindegewebe liegen und die Schmerzrezeptoren reizen. Beides wird durch die ML positiv beeinflußt.

c) Die immunologische Wirkung

Das Immunsystem

Mittels ML behandeln wir alle uns mit den Händen zugänglichen Lymphknoten. Damit behandeln wir Strukturen im menschlichen Körper, die für das Immunsystem mit am wichtigsten sind. Wenn wir auch heute noch nicht beweisen können, daß wir mit der ML auf die Immunität des Körpers einwirken, so muß man sich doch mit den verschiedenen Begriffen bekanntmachen, die uns die Immunologie präsentiert. „Was verteidigt das Immunsystem“ [22]? Das Immunsystem unterscheidet zwischen „selbst“ und „nicht selbst“. Das Merkmal „selbst“ tragen im Organismus zu einem hohen Prozentsatz die Eiweißkörper, daneben aber auch Polysaccharide und Lipoide. In den größeren Molekülen der Vielzeller haben bestimmte chemische Gruppen eine die Art kennzeichnende räumliche Anordnung. Diese bestimmte artspezifische Raumanordnung im Molekül ist das genkodierte „Selbst-Merkmal“. Durch diese besondere räumliche Anordnung in bestimmten Molekülen beansprucht jede lebende Art ihre spezifische Individualität, die sie durch ihr Immunsystem verteidigt.

Die Immunabwehr richtet sich nicht nur gegen infektiöse Erreger, d.h. ihre Virulenz, sondern auch gegen artfremde Substanzen, vor allem Eiweiß. Nur insoweit wie Erreger (Bakterien und Viren) Virulenz oder Antigenität oder beides besitzen, lösen sie die Abwehr des Immunsystems aus.

Daneben hat das Immunsystem auch die Aufgabe, funktionsloses Körpergewebe wegzuräumen, weil dieses ein Störfaktor für die Eiweiß-Individualität des lebenden Organismus darstellt.

Das Immunsystem ist für uns ein lebenswichtiges Schutzsystem. Als **Immunität** bezeichnet man den Schutz, den wir nach einer überstandenen Infektionskrankheit gegen diese Krankheit erworben haben.

So bekommt man nur einmal im Leben Masern, weil wir nach Abklingen dieser Krankheit dagegen immun sind. Immunität gegen Masern schützt uns jedoch nicht vor einer anderen Infektionskrankheit. Diese Eigenschaft einer Immunität nennt man **Spezifität.**

Zwei Mechanismen können für eine Immunität verantwortlich sein. Einmal sind Eiweißkörper (Gammaglobuline) die Träger der Abwehrfunktion. Man nennt sie Antikörper. Sie vermitteln uns eine **humorale Immunität.** Zum zweiten gibt es Zellen (Lymphozyten, Plasmazellen, Phagozyten, Makrophagen), die krankmachende Stoffe unschädlich machen können. Wir nennen dies die **zelluläre Immunität.**

Humorale Immunität

Zwischen den beiden Systemen (humoral und zellulär) gibt es enge Verknüpfungen. Antigene [4] nennt man eine Vielzahl von Substanzen, darunter auch verschiedene Krankheitserreger, die die Fähigkeit haben, eine Immunreaktion auszulösen. Außerdem hat ein Antigen die Fähigkeit, mit einem Antikörper oder einem sensibilisierten Lymphozyten spezifisch zu reagieren. Antikörper kommen in allen Körperflüssigkeiten vor: im Blut, in der Lymphe, im lockeren Bindegewebe [5]. Diese Antikörper, die vor allen Dingen in den Lymphknoten gebildet werden, haben gelernt, gegen ganz bestimmte Eindringlinge zu reagieren. Die Antikörper sind Globuline, die mittels eines besonderen chemischen Verfahrens – der Immunelektrophorese – in fünf verschiedene Fraktionen differenziert werden können. Die Immunglobuline A (IGA) und die Immunglobuline G (IGG) haben wesentliche Schutzwirkungen gegenüber Viren, Bakterien und körpereigenen veränderten Zellen. Das Immunglobulin M (IGM) Makro reagiert besonders schnell. Es ist die Feuerwehr in unserem Abwehrsystem. Dann kommt Immunglobulin G (IGG) und dann IGA hinterher, die nicht so schnell aber dafür lang anhaltender abwehren können. IGE reagiert speziell bei Allergien. Das IGA kommt besonders in den Schleimhäuten vor und hat die Aufgabe, den „Angreifer“ schon dort abzuwehren, ihn überhaupt nicht in die Körpergrundflüssigkeit und ins Lymphsystem hineinzulassen. IGA [6], von Plasmazellen gebildet, werden von Epithelzellen mit einem sekretorischen Anteil versehen und den Absonderungen der Schleimhaut beigemischt. Sie finden sich im Speichel, Tränenflüssigkeit, Brustmilch und Kolostrum (Vormilch), den Ausscheidungen des Gastrointestinaltraktes, des Urogenitaltraktes und der Atemwege. Diese Immunglobuline sind nicht bei allen Menschen gleich gut ausgebildet und vorhanden. Sicher ist, daß Lymphstauungen in der Lage sind, die Immunglobuline daran zu hindern, an den Ort ihres Einsatzes zu gelangen. Es gibt also in den Eiweißkörpern Abwehrfunktionen [5], die wir zunächst alle haben, und es gibt im Lymphsystem und in den Lymphknoten eine spezifische Abwehrreaktion durch Bildung spezifisch reagierender Antikörper-Globuline, die auch alle Immunglobuline sind, die sich aber an einen speziellen Gegner wenden und sich mit dem speziell auseinandersetzen können.

Eiweiße werden von der Leber gebildet [7], die wiederum die Bausteine dieser Eiweiße, nämlich Aminosäuren und Peptide, über das Blut aus der Darmwand erhält. Albumine werden von der Leber direkt wieder ins Blut abgegeben, Globuline werden nicht direkt ins Blut abgegeben, sondern in bestimmten Zellsystemen (Plasmazellen, Makrophagen, Lymphozyten, Thymus, Retikulumzellen der Milz) und im Bindegewebe gespeichert. Von dort aus können sie – unabhängig vom wechselnden Eiweißangebot in der Nahrung – entsprechend den Immunitätsbedürfnissen des Körpers ans Blut abgegeben werden.

In geringem Maße sind am Eiweißaufbau aus Nahrungsaminosäuren auch Nieren, Milz und lymphatisches System beteiligt. Es ist also wichtig, daß mit der Nahrungszufuhr der Eiweißbedarf des Organismus gedeckt wird. Gleichzeitig jedoch muß vor einer ständigen Eiweißmast gewarnt werden. Diese kann im Laufe der Zeit zur Hypoporopathie führen (verminderte Kapillarmembran-Durchlässigkeit infolge Verdickung derselben).

Zelluläre Immunität

Die zelluläre Abwehr im Organismus wird durch Lymphozyten [4], Plasmazellen, Makrophagen, Phagozyten vermittelt. Lymphozyten finden wir besonders in den Lymphknoten und der Milz, in den Peyerplatten und den Tonsillen. Im Lymphknoten unterscheiden wir eine Rinden- und eine Markzone. In der Rindenzone finden wir vorwiegend Lymphozyten, die in kugelförmigen Follikeln angeordnet sind, oder die zwischen den Follikeln liegenden parakortikalen Zonen in der Nähe der Venolen bevölkern. Das Mark besteht überwiegend aus Makrophagen und Plasmazellen, die strangförmig die Lymphsinus umgeben.

Zwei Arten von Lymphozyten sind bekannt: T-Lymphozyten und B-Lymphozyten [8]. Diese Zellen haben ihren Ursprung nicht in der Milz und nicht in den Lymphknoten. Sie wandern in frühen Entwicklungsstadien in diese Organe erst ein und stammen ursprünglich aus dem roten Knochenmark. T-Lymphozyten bekommen ihre Prägung vom Thymosin der Thymusdrüse, an der sie auf dem Weg vom Knochenmark zum lymphoiden Aggregat vorbeikommen. B-Lymphozyten bekommen ihre Prägung von einem Organ, das bei den Vögeln bekannt ist und Bursa fabricii heißt und ein Anhangsorgan des Darmes ist. Beim Menschen hat man dieses Organ bisher noch nicht gefunden. Man spricht deshalb von einem Bursa-Äquivalent.

Morphologisch kann man B+T-Zellen nicht unterscheiden [4]. Beide treten als kleine und große Lymphozyten auf. Das wichtigste Unterscheidungsmerkmal ist das Vorhandensein von Immunglobulinen auf der Oberfläche von B-Zellen. Bei T-Zellen sind diese nicht nachweisbar. Ein B-Lymphozyt besitzt auf seiner Oberfläche nur identische Immunglobuline von ein und derselben Gattung, und sie alle besitzen dieselbe Spezifität für ein Antigen. Trifft eine solche Zelle auf ihr Antigen, dann kommt es zu einer Antigen-Antikörper-Reaktion auf der Zelloberfläche. Der Lymphozyt verändert sich und wird am Ende einer Reihe von Teilungen entweder zu einer Plasmazelle oder wieder zu einem kleinen Lymphozyten. Die Plasmazelle produziert dann Antikörper und sezerniert sie. Der Lymphozyt mit Oberflächenrezeptoren erkennt bei einem weiteren Kontakt mit seinem Antigen dieses, und verändert sich wieder zum Blasten. Er ist Träger des immunologischen Gedächtnisses und heißt Gedächtniszelle.

T-Lymphozyten können direkt töten. Sie sind für die zelluläre Immunabwehr verantwortlich. Meist helfen diese den B-Zellen bei der Erkennung von Antigenen.

Die Reifung von Lymphozyten kann man in drei funktionelle Kompartimente des lymphatischen Systems aufteilen:

1. Stammzellen werden im roten Knochenmark gebildet
2. Reifung der Zellen und Prägung zu T- bzw. B-Lymphozyten
3. In den lymphatischen Organen – Milz, Lymphknoten, Peyer-Plaques, Tonsillen – finden sich in verschiedener Zusammensetzung B- und T-Lymphozyten, die immunologische Reaktivität gegen alle Antigene besitzen.

Eine weitere Zelle ist an der Immunantwort beteiligt: Der Makrophag. Seine Funktion ist im Gegensatz zum Lymphozyten unspezifisch. Die immunologische Unterstützung durch ML besteht darin, daß durch den manuellen Antrieb des Lymphflusses die in den Körperflüssigkeiten sich befindlichen krankmachenden Stoffe schnellstens dem Lymphknoten zugeführt und dort unschädlich gemacht werden. Ganz allgemein kann man sagen [6], daß die erfolgreiche Abwehr einer Infektion durch Mikroorganismen vom Grad der **Resistenz** und vom Vorhandensein einer Immunität abhängen. Hierbei bezeichnet der Begriff Resistenz die Gesamtheit der Abwehrleistung, welche der Organismus vor der Entwicklung der Immunantwort gegen Antigene mobilisieren kann. Resistenz ist nicht antigenspezifisch. Sie wird durch genetische oder allgemeine Bedingungen (Ernährung, Überanstrengung, Krankheit) bestimmt. Diese Resistenz wird durch regelmäßige ML mit Sicherheit erhöht.

Ebenso wissen wir aufgrund unserer Erfahrung, daß die Behandlung der Schleimhäute mit ML sehr gute Resultate bringt, daß wir also hier in das Immungeschehen mit eingreifen, weil wir den Boden, auf dem die IGA zuhause sind, entweder pflegen oder sogar verbessern.

d) Wirkung auf die glatte Muskulatur der Blutgefäße und Lymphangione (Anatomie und Funktion)

Die ML wirkt detonisierend auf die glatte Muskulatur der Blutgefäße [9]. Eine Hypothese ist, daß durch die entstauende Wirkung der ML im Bindegewebe der Gewebedruck auf die kleinen Arteriolen abnimmt. Diese kleinen Gefäße haben nur eine schwach ausgebildete Muskulatur und sind daher gegenüber dem Gewebedruck sehr empfindlich. Wenn nun dieser Druck nachläßt, erhöht sich die Amplitude ihrer Pulsation, was eine Erhöhung der Geschwindigkeit des Blutflusses in der Kapillare zur Folge hat. Diese Erhöhung der Strömungsgeschwindigkeit würde im Kapillargebiet eine Erhöhung der metabolischen Vorgänge und der Resorption mit sich bringen. Das Gewebe wird leergesaugt.

Die Lymphgefäße sind anders gebaut als die Blutgefäße.

ASELLI war es, der 1622 erstmals Kontraktionen der Lymphgefäße beim Hund beobachtete. Es dauerte über 300 Jahre bis spontane rhythmische Kontraktionen der Lymphgefäße beim Menschen 1956 durch KINMONTH und TAYLOR beschrieben wurden.

Wenn wir die Blutgefäße als Röhren bezeichnen, die aus drei Schichten bestehen (Intima, Media, Adventitia), dann sehen die Lymphgefäße wie Herzchen aus. Die Lymphgefäße sind aufgebaut aus einzelnen Klappensegmenten, von MISLIN als Lymphangione bezeichnet, die als anatomische und funktionelle Einheit aufzufassen sind. Jedes Lymphangion besitzt eine Klappe, die sich in eine Richtung öffnet. Diese bestimmt die Fließrichtung der Lymphe und verhindert gleichzeitig ihren Rückfluß. Die spiralig und ringförmig angeordnete glatte Muskulatur kontrahiert sich aufgrund verschiedener Reize und drückt so den Inhalt der Lymphgefäße, die Lymphe, entsprechend der Anordnung der Klappen weiter.

Die Innervation der Lymphgefäße wurde von vielen Wissenschaftlern untersucht. Man kam zu dem Ergebnis, daß die Gefäßwand sensibel-motorisch innerviert ist. Der Füllungsreiz löst über Rezeptoren auf der Innenseite der Gefäßwand eine Kontraktion aus. Ebenso hat man Rezeptoren auf der Außenseite der Gefäßwand gefunden, die bei einer entsprechenden Stimulierung ebenfalls zur Kontraktion führen. So kann man festhalten: Die Lymphmenge in den peripheren Lymphgefäßen bestimmt die Pulsationsfrequenz und damit den Transport der Lymphe, d. h., wenn das Lymphzeitvolumen zunimmt, erhöht sich die Transportkapazität. Dies bedeutet, daß im gesunden Gefäß eine Mehrproduktion von Lymphe automatisch einen beschleunigten Lymphfluß nach sich zieht. Dabei spielen auch Reize durch

a) Bewegung der quergestreiften Muskulatur,
b) Pulsation der Arterien,
c) die Druckunterschiede im Thorax, die beim Atmen entstehen,
d) die Darmperistaltik, und
e) Manuelle Lymphdrainage

eine Rolle.

Man nennt diese Reize auch Hilfspumpen, die von außen auf die Gefäßwand wirken.

Außerdem verfügt das Lymphangion noch über eine Möglichkeit der „EIGEN“-Kontraktion. Es kontrahiert ca. 3- bis 7mal pro Minute aus sich selbst heraus (autonom, autochthon).

Die Pulsationsfrequenz der Lymphgefäße schwankt zwischen 1 und 30/pro min., wobei eine Beziehung zwischen intravaskulärem Druck und Kontraktionsfrequenz besteht. Wichtig ist mir hervorzuheben, daß die Kontraktilität der Gefäßwandungen auch abhängig ist vom Tonus der Gefäßwand.

Den Haupteinfluß auf die Pulsation machen jedoch Dehnreize, die – wie bereits vorher beschrieben – entweder von innen, also von der Füllung her, vom Gefäßlumen kommen und/oder Dehnreize, die von außen kommen. MISLIN hat im Versuch nachgewiesen, daß eine Längs- und Querdehnung der Lymphangione eine erhöhte Kontraktion derselben auslöst. Die Hautverschiebungen, die bei der speziellen Lymphdrainagetechnik nach VODDER gemacht werden, verursachen diese Längs- und Querdehnungen der Lymphgefäße und damit eine erhöhte Kontraktion.

Eine Erhöhung der Lymphangiomotorik (Pulsation des Gefäßes) wird jedoch in jedem Fall eine Beschleunigung des Lymphflusses nach sich ziehen. Die Aufgabe des Lymphgefäßes ist es, den Lymphfluß aufrecht zu erhalten. Laut HUTZSCHENREUTER versteht man unter Lymphtransport den Weitertransport von Lymphe in den Lymphkollektoren über die Hauptlymphstämme. Diese sind der Ductus thoracicus, Truncus intercostalis dexter, Truncus intercostalis sinister u. a. Peripher geschieht der Lymphtransport aktiv durch Kontraktionen der Lymphangione; im Bereich der Hauptlymphstämme vor allen Dingen als Folge von Druckänderungen im Abdomen und Thorax.

Zunächst wollen wir uns vergegenwärtigen, daß die in den einzelnen Körperräumen enthaltenen Flüssigkeiten sich in ständiger Bewegung befinden. Dies geschieht innerhalb dieser Räume als Zirkulation, außerhalb dieser Räume, also über deren Begrenzung hinaus, als Diffusion, Osmose, Filtration oder als aktiver Transport.

Da jeder Flüssigkeitsraum ein kontinuierliches System darstellt, sind die Flüssigkeiten darin frei beweglich. Faktoren, die den freien

Kreislauf etwas behindern, sind der durch die begrenzenden Zellen bedingte Reibungswiderstand und die mit den spezifischen Flüssigkeitseigenschaften zusammenhängende innere Reibung, also vor allem die Viskosität. Die Hauptursachen für das Zustandekommen der Zirkulation sind die Kontraktions- und osmotischen Gradienten, die Unterschiede in der Dichte des Mediums, das von Temperaturgefällen in den einzelnen Räumen abhängig ist und die mechanischen sowie motorischen Triebkräfte, wobei letztere die am weitaus wirksamsten sind.

Wenn Körperkompartimente derart aufgebaut und angeordnet sind, daß die mechanischen Kräfte eine regelmäßige Bewegung von Flüssigkeit hervorrufen können und dies auch tun, so sprechen wir von Kreislaufsystemen. Der gewöhnliche Fall ist der, daß die Flüssigkeit in scharf abgegrenzten Kanälen, Röhren, Schläuchen oder Gefäßen strömt.

Wenn Gefäße aktiv kontraktil sind, wie z. B. die Lymphgefäße, dann spielen diese eine große Rolle beim Flüssigkeitstransport – bei der Lymphdrainage.

Wenn man die Lymphdrainage betrachtet, so kann man zusammenfassend sagen, daß wir drei Arten von Lymphdrainage unterscheiden:

1. Die extravaskuläre Lymphdrainage betrifft Lymphbildung und extravaskuläre Zirkulation. Lymphe wird u. a. gebildet aus Blutplasma, das durch Filtration oder Diffusion ins Interstitium gelangt, aus Proteinen verschiedener Art, die auf dieselbe Art und/oder durch aktiven Transport (Zytopempis) dorthin kommen, aus großmolekularen Fetten aus dem Verdauungstrakt, aus nicht mobilen Zellen (siehe auch LL – lymphpflichtige Last).
   Je mehr Eiweiß sich im Gewebe befindet, desto weniger Wasser kann über die venösen Blutkapillaren aus dem Gewebe abströmen, weil Eiweiß das Wasser festhält. Wenn das Lymphgefäßsystem den Rücktransport von Eiweiß aus dem Interstitium vornimmt, kann über die Blutkapillaren auch wieder mehr Wasser abfließen.

2. Die extramurale Lymphdrainage, d. h. die mechanische Einwirkung auf das Lymphgefäß von außen, beruht darauf, daß gewisse äußere Kräfte in der geschilderten Weise die Angiomotorik stimulieren.

3. Hier handelt es sich um eine auxiliäre, mittelbare Lymphdrainage, die von der manuellen, unmittelbaren Lymphdrainage lokal bzw. regional unterstützt wird.

MISLIN sagte in einem seiner Vorträge wörtlich:

Wenn es die Manuelle Lymphdrainage noch nicht gäbe, dann müßte sie genauso erfunden werden, wie sie jetzt gemacht wird.

Ich glaube, damit ist eigentlich alles über die Effektivität der ML gesagt.

So beschreibt MISLIN, wie die ML mit der ihr eigenen Grifftechnik die Lymphmotorik anregt: Die physiologische vasomotorische Lymphdrainage beruht auf den autonomen Pulsationen des Lymphangions bzw. der Lympangionenkette. Auf dieses System der Drainage dürfte die ML entscheidenden Einfluß haben. Der Prozeß setzt sich zusammen aus rhythmisch sich wiederholenden Dilatationen und Kontraktionen einer laufenden Reihe metachron arbeitender Lymphangione. Dies gibt die Veranlassung zu einer peristaltischen Kontraktionswelle. Die Lymphangione werden also in ihrer Dilatations-Kontraktions-Frequenz synchronisiert und in der resultierenden Pulsation peristaltisch metachronisiert. Myogene Automatik und nervöse Kontrolle der Gefäßaktivität mittels synergisch funktionierender Rezeptoren in den Gefäßwänden sorgen für einen koordinierten Lymphtransport. Die hauptsächlichen physiologischen Reize sind Druck- und Temperaturreize. Intravaskuläre Quer- aber auch Längsdehnungsreize steigern die „Pulsfrequenz“ der Lymphangione. Glatte Muskelzellen, wie z.B. in der Gefäßwand zeigen bei passiver Dehnung elektrische und mechanische Reaktionen. Gefäßwandmuskeln mit autonomen, d.h. Schrittmachereigenschaften brauchen eine dosierte, vom jeweiligen Füllungsgrad abhängige Dehnung für die situationsgerechte Regulation ihrer rhythmischen Erregungsbildung. Die Technik der ML, die (gewissermaßen inadäquate) Zugreize im physiologischen Bereich setzt, bewirkt aus all diesen Gründen eine Stimulation der vasomotorischen Lymphdrainage.

Dies erreichen wir mit der speziellen Lymphdrainagetechnik von VODDER. Die Pumpleistung der Lymphgefäße wird von der Summe der Lymphangione erbracht. Eine Erhöhung des intralymphatischen Drucks führt zum Anstieg der Lymphpulsfrequenz. Bei steigender lymphpflichtiger Last nimmt das Lymphzeitvolumen zu. Dies bedeutet, daß eine Mehrproduktion an Lymphe beispielsweise durch ML automatisch zum beschleunigten Lymphabfluß führt. Die Kontraktionsfrequenz der Lymphangione ist auch temperaturabhängig: Die Frequenz nimmt bei Temperaturanstieg zu.

e) Drainagewirkung

[29] Der Begriff Drainage stammt keineswegs aus der Biologie, sondern streng gesehen aus der Kulturwirtschaft bzw. der Land- oder Bodenbewirtschaftung. Das Wort Drän-, Drain – Drainage stammt aus dem Englischen – aus dem Land, wo nachgewiesenermaßen die ersten Drainmethoden praktiziert wurden. Im Mittelalter noch aber erwähnt niemand das Drainieren von Böden mit stauender Nässe. Erst ab der Mitte des 18. Jahrhunderts wird das Boden-Drainieren erwähnt. Relativ spät im 18. Jahrhundert spricht man von Drainsystemen, bei denen Ableit- und Sammelröhren ins Erdreich eingelegt eine Rolle spielen. Zu einem echten Drainsystem gehören zweierlei Gruppen von Röhren: 1. die sogenannten Saugdrains und 2. die Sammeldrains. Die Saugdrains oder Sauger sollen die Flüssigkeit, das Wasser, dem Boden unmittelbar entziehen, während die Sammeldrains jeweils das Wasser aus einer größeren Anzahl von Saugdrains aufnehmen. Dazu kommt, daß für die Saugdrains typisch ist, daß sie als Paralleldrainage Verwendung fanden – die Drainstränge also zum Teil durch Querstränge mit den längsverlaufenden Drainsträngen vernetzt wurden. Ein weiteres Merkmal der Drainage war der Drainplan: d.h., die Drainage wurde nach der besonderen Beschaffenheit des Entwässerungsgebietes angelegt. Natürlich geht man bei der Rohrbreite jeweils von der abzuführenden Wassermenge aus. Je nach Territorium und Schichtung des zu drainierenden Bodens ändert sich die Drainage bzw. der Drainplan. Insbesondere ist für den Drainröhrenwert des Hauptdrainstranges die Vorflutbeschaffung des Entwässerungsgebietes verantwortlich.

Nach diesen Kriterien, die in der Landwirtschaft angewandt und erprobt sind, ist das initiale Lymphgefäßsystem angelegt. Als Saugdrains fungieren die initialen Lymphgefäße, als Sammeldrains die Lymphgefäße verschiedener Ordnung.

BRUNNER bezeichnet die Lymphgefäße verschiedenen Kalibers als Lymphgefäße 1., 2. oder 3. Ordnung [32].

Wenn wir im Zusammenhang mit der Manuellen Lymphdrainage nach Dr. VODDER von Drainage sprechen, so meinen wir Einflußnahme auf die Flüssigkeitsverhältnisse im lockeren Bindegewebe. Wir transportieren also Wasser und darin befindliche Stoffe aus dem lockeren Bindegewebe ab. Die lymphpflichtigen Substanzen, die man auch lymphpflichtige Last nennt, werden vom Lymphsystem, Wasser auch vom Blutgefäßsystem resorbiert.

Nachdem diese Wirkung der ML für alle Berufsgruppen, die durchblutungsfördernde Behandlungen applizieren, von großer Bedeutung ist, kommen wir auf das Thema Drainage an anderer Stelle nochmals ausführlich zu sprechen.

2. Das Bindegewebe

a) Aufbau und Eigenschaften

Zum Bindegewebe gehören einmal Knochen und Knorpel – das sind die harten Stützsubstanzen; dann das straffe Bindegewebe – zu diesem zählen wir die Sehnen und Faszien und letztendlich das lockere, zellreiche Bindegewebe, z.B. das subkutane. Wenn wir hier im Zusammenhang mit der ML von Bindegewebe sprechen, dann ist das lockere Bindegewebe gemeint, das verbindende Gewebe, das die Zellen miteinander zu Gewebegruppen, die Gewebegruppen zu Organen und schließlich die Organe zu einem Organismus verbindet.

Die Bestandteile des lockeren Bindegewebes sind einmal die Grundsubstanz, bestehend aus:

Proteinen als lösliche Vorstufe des Kollagen; nicht kollagenen Proteinen zur Bildung von Protein-Polysaccharidkomplexen, Mukopolysacchariden, Hyaluronsäure, Hyaluronidase, Chondroitinschwefelsäure, dann die verschiedenen zellulären Elemente, wie Fibroblasten, aus denen kleine und große retikuläre Zellen entstehen können, kleine und große Rundzellen, Histiozyten, ruhende Wanderzellen, Chondrozyten, Lymphzellen, Plasmazellen, Granulozyten, Mastzellen und Fettzellen. Die automobilen Zellen des Bindegewebes können sich aus dem Verband lösen. Sie sind dann beweglich und besonders fähig zur Phagozytose.

Auch verschiedene Fasern zählen zu den Bestandteilen des Bindegewebes: kollagene, elastische und Gitterfasern.

Weiter zählen wir Blut- und Lymphkapillaren (initiale Lymphgefäße) und die Endfasern des vegetativen Nervensystems dazu. Die Nerven, die Kapillaren und die Parenchymzellen sind ein Triad, das Regulationsvorgänge im Bindegewebe auszulösen vermag. Diese Regulationsvorgänge betreffen die weiter unten beschriebenen Funktionen und Fähigkeiten des Bindegewebes. Die ML, eine diesem Gewebetyp angepaßte Massageform, hilft dabei, die Funktion und die Zusammensetzung des Bindegewebes zu normalisieren. Dies wird dadurch erreicht, daß mittels der speziellen ML-Technik Flüssigkeit und gelöste Stoffe extravasal im Bindegewebe in jede Richtung verschoben werden können.

Dieses Bindegewebe ist bis zu 70 % wasserhaltig, verschiebbar und unterschiedlich in seiner Viskosität. Man könnte – um ein Beispiel aus der physikalischen Chemie zu zitieren – sagen, daß es thixotrope Eigenschaften hat. Ein Beispiel für thixotropes Verhalten läßt sich mit folgendem Versuch veranschaulichen: Mischt man Bentonit und Wasser im richtigen Verhältnis, erhält man eine Masse, die auch thixotrope Eigenschaft besitzt. Schüttelt man diese Masse in einer Flasche, wird sie flüssig; läßt man die Masse nach dem Schütteln einige Zeit stehen, wird sie gelartig. Thixotrop könnte man mit schüttelempfindlich übersetzen. Thixotropie ist die mechanische Umwandlung von einem Gel in einen Solzustand und zurück. Nur muß hier darauf hingewiesen werden, daß wir in jedem Kubikzentimeter Bindegewebe auch andere Strukturen haben.

Läßt man Verformungsenergien auf das Bindegewebe einwirken, wie z. B. leichte Vibrationen oder ML, also Massagen, die den Strukturen des Bindegewebes bezüglich Druckstärke und Hautverschiebung angepaßt sind, so können wir das Bindegewebe von Substanzen befreien, die dort störend oder krankheitsunterhaltend wirken. Durch die ML haben wir folgende Wirkung auf das Bindegewebe: Das Bindegewebe wird „entschlackt", durch die reabsorptive Wirkung der ML werden kleinmolekulare Stoffe und Wasser ins Blutgefäßsystem gebracht. Durch die Anregung der Lymphangiomotorik werden die großmolekularen Stoffen (wir denken da an Stoffwechselschlacken bzw. an die gesamte lymphpflichtige Last und Toxine) aus dem Bindegewebe entfernt.

Als „lymphpflichtige Last" werden alle diejenigen Stoffe bezeichnet, die infolge ihrer Molekulargröße nur vom Lymphgefäßsystem abtransportiert werden können. Wir sprechen von einer Eiweißlast, Zelllast, Wasserlast, Fettlast. Dazu kommen Glas-, Stein- oder Kohlenstaub sowie Bakterien.

b) Funktion und Aufgabe

Das Bindegewebe ist ein Organ und besitzt vielerlei Funktionen und Fähigkeiten. Es ist der Träger der unbewußten und undifferenzierten Lebensfunktionen. Es regelt die energetischen Vorgänge, es regelt primär die physikochemische und bioelektrische Situation. Es regelt damit die Hauptfunktionen wie Temperatur, Wasser-, Mineral- und Energiehaushalt einschließlich Atmung und Gärung. Es ist auch Grundlage des Systems der allgemeinen und unspezifischen Abwehrregulationen und stellt mit seinen Fasern eine mechanische Barriere für Bakterien dar.

Die Erkenntnisse von WENDT [24] lassen uns wissen, daß das Bindegewebe auch der physiologische Nährstoffspeicher für alle Nährstoffe des Menschen ist. Nicht nur Fett wird als Nahrung, die nicht in Energie umgewandelt wurde, in den Fettzellen gespeichert, sondern auch Eiweiß, Kohlenhydrate und Wasser werden im Bindegewebe gespeichert. Überschüssiges Nahrungseiweiß wird im Kollagen und in der Aminogruppe des Mukopolysaccharids, Wasser in der Domäne des Mukopolysaccharidmoleküls des Bindegewebes gespeichert. Kohlenhydrate werden in zwei verschiedenen wasserunlöslichen Polysaccharidmolekülen gespeichert. Einmal im Glykogen, das ein reines Polysaccharid ist und hauptsächlich in Leber und Muskelzellen vorkommt, zum zweiten in dem Aminozucker Mukopolysaccharid, der im Bindegewebe und in der Basalmembran auftritt. Mit seinen Mukopolysaccharidmolekülen ist das Bindegewebe der Hauptkohlenhydratspeicher des Körpers. Der Mukopolysaccharidgehalt des Bindegewebes wechselt mit der Menge und Art der Ernährung, sein Zuckergehalt ist in jedem Falle erheblich größer als der Zuckergehalt des Glykogenspeichers in Leber und Muskulatur, der nur von Mahlzeit zu Mahlzeit reicht. Der Glykogenaufbau ist vom Insulin abhängig, der Mukopolysaccharidaufbau nicht. Das Wasser tritt in zwei verschiedenen Formen im Körper auf: als aktives, hydrodynamisch verfügbares Wasser und als inaktives, gespeichertes Wasser. Ersteres dient als Transportmittel im Blut und Lymphgefäßsystem sowie im Bindegewebe. Es dient als Reaktionspartner und als Lösungsmittel für die Stoffwechselprozesse in Zellen und im Gewebe. Das gespeicherte Wasser dagegen wird von den Fibrillen des Mukopolysaccharidmoleküls gebunden und inaktiviert. Es bestimmt das Volumen des Moleküls, weil dieses kein kompaktes, sondern ein diffuses, nach außen offenes Molekül ist, das sich über ein größeres Volumen, seiner sogenannten Domäne erstreckt.

Der Vitamin- und Mineraliengehalt der gespeicherten Nährstoffe erfüllt ebenfalls Speicherfunktion, Kalkspeicher ist der Knochen, der ebenfalls zum Bindegewebe gehört. In ihm dienen die Moleküle Calcium-Phosphat und Calcium-Carbonat als Speichermoleküle.

Diesen Hauptspeicher für alle Nährstoffe hat die Evolution an den denkbar günstigsten Platz im Körper gesetzt, in das Bindegewebe. Dadurch kann das Bindegewebe die Doppelfunktion erfüllen, einerseits Hydrokultur zu sein, in der alle Zellen des Körpers schwimmen, aus der alle ihre Nahrung nehmen, andererseits der Speicher für alle Nährstoffe des gesamten Organismus zu sein, der jede Zelle umgibt. So kann jede Körperzelle jeden Nährstoff der Gewebeflüssigkeit entnehmen, in der sie schwimmt, und bei auftretendem Mangel eines Nährstoffes kann jede Zelle aus dem allgegenwärtigen Speicher jeden beliebigen Nährstoff in jedem Augenblick abrufen ohne Verzögerung durch lange Transportwege.

Teilweise wird die Meinung vertreten, das Bindegewebe sei als rein passive Transitstrecke für den Stofftransport anzusehen, von der Blutkapillare zur Zelle und zurück. PISCHINGER [[9a]] dagegen nennt das Bindegewebe ein Organ. Das führt zu dem Begriff Zelle-Milieu-System, was besagt, daß die Lebensqualität der Zellen von ihrer Umgebung abhängig ist. Wir halten letztere Ansicht für logisch. Ein Indiz für die Richtigkeit dieser Behauptung ist die Anwesenheit von Nervenfasern im weichen Bindegewebe: die vegetative Endstrecke. Die Axone dieser Nerven sind in der Lage, Transmittersubstanzen direkt ins Bindegewebe abzugeben und dadurch regulierend zu wirken.

Eine weitere Eigenschaft des Bindegewebes ist seine Regenerationsfähigkeit. Narben werden vom Bindegewebe (Fibroblast) gebildet.

Eine andere wichtige Funktion hat das Bindegewebe als System zur Abwehr von lebensbedrohenden Invasionen durch fremde Zellen, z.B. Bakterien. Die Bindegewebsfasern stellen einen mechanischen Schutz dar, in dem diese Zellen festgehalten werden, bis die Abwehrzellen ihre Arbeit tun. Zum Bindegewebe gehört auch das Fettgewebe. Es übernimmt also auch Polster-, nicht nur Speicherfunktion.

Extrazelluläres Gewebe, perikapilläres Gewebe, Transitstrecke, Insterstitium und Grundregulationsgewebe sind verschiedene Bezeichnungen für ein und dasselbe: das Bindegewebe. Aus diesen verschiedenen Bezeichnungen ist die vielfältige Aufgabe dieses Gewebes zu ersehen. Daraus darf man folgern, daß ein gutes Bindegewebe ausschlaggebend für Gesundheit und Schönheit ist. Eine Anhäufung von Stoffwechselschlacken beeinträchtigt die Funktion des Bindegewebes. Dies führt in leichteren Fällen zu Schönheitsfehlern, in schweren Fällen zu Gesundheitsstörungen. Dasselbe gilt, wenn im Wasserhaushalt des Bindegewebes Störungen auftreten, oder wenn die Zusammensetzung des Bindegewebes nicht der Norm entspricht. „Man kann davon ausgehen, daß Mikroödeme im Bindegewebe die Ursache von vielen Krankheiten sind“, war die Aussage eines Wissenschaftlers erst vor kurzem.

c) Bindegewebszellen

Im Bindegewebe befinden sich Bindegewebszellen, die einmal die kollagenen und elastischen Fasern, zum zweiten auch einen Teil der Grundsubstanz des Bindegewebes produzieren, nämlich die alles füllende, kittende, halb gel, halb flüssige Masse. Und hier geht der Stofftransport durch: derjenige, der Nahrungsstoffe von der Blutkapillare zur Zelle, und derjenige, der Schlacken und Abfallstoffe von der Zelle zur Kapillare bringt. Die Bindegewebszelle besitzt alle für die Synthese von Kollagen [10], Elastin und Polysaccharidproteine notwendigen Fermente und produziert innerhalb kurzer Zeit ein Mehrfaches ihres Gewichts an extrazellulärer Substanz. Die Belieferung der Bindegewebszelle mit Bausteinen kann nur über eine entsprechende Nahrung erfolgen, über eine energetische Ernährungsweise zuzüglich Sauerstoff. Parenchymzellen sind umgeben von Grundsubstanz. Die

Grundsubstanz ist also mitbeteiligt an der Ernährung der Parenchymzellen, weil ihr Zustand Folgen hat für die Gesetze der Diffusion und weil die Grundsubstanz gewissermaßen auch die Umwelt für die Zelle ist. Umwelt im Sinne einer heilen (sauberen) Umgebung oder einer verschmutzten (mit Stoffwechselschlacken und nicht abgebauten, krankmachenden Faktoren angefüllten) Umgebung. Ohne große Phantasie kann man sich vorstellen, daß die Zellen in einem gesunden Milieu bessere Lebensbedingungen vorfinden.

Manuelle Lymphdrainage „reinigt" das Bindegewebe durch seine gewebsdrainierende und damit auch entschlackende Wirkung [[30]].

Hyaluronsäure ist ein Teil der Grundsubstanz des Bindegewebes. Hyaluronidase ist das Ferment der Hyaluronsäure. Es depolimerisiert die Säure. Beide kommen in gleichem Ausmaß im Organismus vor. Dieses Gleichgewicht garantiert uns Auf- und Abbau in einem ausgewogenen Verhältnis. Eine Zuführung von Hyaluronidase würde dieses Gleichgewicht stören. Hyaluronsäure dient gleichzeitig auch als Kittsubstanz der Filamente der Lymphkapillare [[11]]. Die Verwendung von Hyaluronidase in Form von Cremes, Salben, Spritzen, Tabletten oder einschleußbarer Flüssigkeit löst diese Kittsubstanz an den Filamenten auf und läßt dadurch die Lymphkapillare insuffizient werden (s. a. Seite 78).

Vor einer Verwendung von Hyaluronidase-haltigen Mitteln in der Kosmetik muß deshalb dringend abgeraten werden.

3. Transportsysteme im Körper

a) Wasserhaushalt

Der Mensch besteht zu $^1/_3$ aus festen Stoffen, zu $^2/_3$ aus einer meerwasserähnlichen Flüssigkeit. Ein Indiz dafür, daß wir ursprünglich aus dem Meer stammen.

Wenn wir die Flüssigkeit unterteilen, dann sind davon 5% Blut, 15% Bindegewebsflüssigkeit und 40–45% Zellflüssigkeit. Für uns sind die Flüssigkeiten deshalb so wichtig, weil Stoffe nur in flüssigem Milieu transportiert werden können. Gesundheit ist oftmals abhängig vom Stoffkreislauf (Stoffwechsel), also ein Transportproblem. Auf der Darstellung sehen Sie das Blut getrennt von der Zellflüssigkeit, und zwar getrennt durchs Bindegewebe. Dies wird mit Absicht so dargestellt, weil alle Stoffe, die im Blut transportiert werden, durch das Bindegewebe hindurch müssen, um die Zelle zu versorgen; und die Abfallstoffe, die bei der Verbrennung entstehen, müssen ebenfalls durch das Bindegewebe hindurch, um vom Blut abtransportiert zu werden. Dies ist eine wichtige Tatsache und entscheidend für das Verständnis der Wirkung der ML.

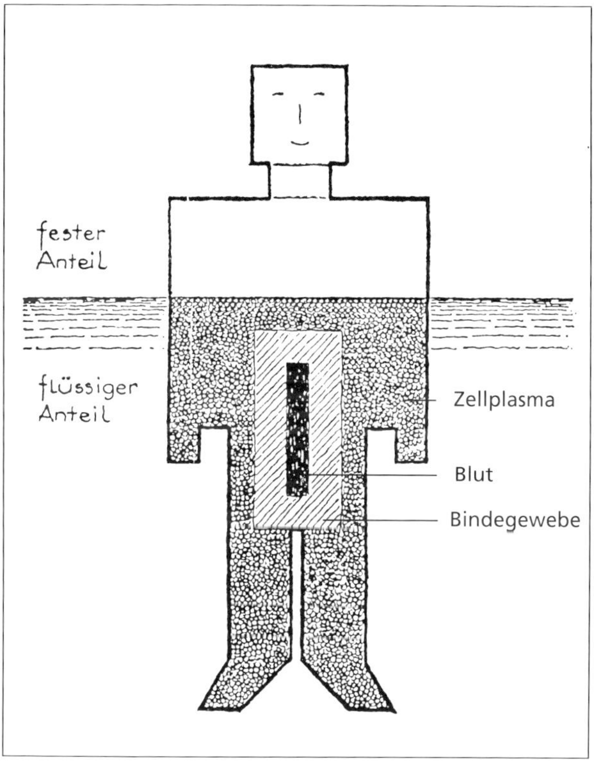

Abb. 1

b) Kreislauf

Das linke Herz pumpt das sauerstoffreiche Blut duch Arterien, die sich in Kleinarterien verzweigen, diese wieder verzweigen sich in Arteriolen und diese wiederum in Kapillaren. Zum besseren Verständnis der Kapillarfunktion unterteilen wir diese in einen arteriellen und einen venösen Schenkel. Vom venösen Teil der Kapillare sammelt sich das Blut in den Venolen, von dort in kleinen, dann in großen Venen. Venen 1. Ordnung bringen das Blut in die rechte Herzkammer. Von dort beginnt der Lungenkreislauf, d. h. Arterien bringen das sauerstoffarme Blut bis in die Lungenalveolen (Kapillaren), dort wird CO_2 abgegeben, O_2 aufgenommen und Venen führen das sauerstoffreiche Blut der linken Herzkammer zu. Die linke Herzkammer wiederum pumpt das sauerstoffreiche Blut bis zu den Kapillaren, wo O_2 aus dem „Transportfahrzeug" Hämoglobin ausgeladen und CO_2 eingeladen wird.

Genau genommen ist es so, daß O_2 und Hämoglobin zu Oxyhämoglobin wird und dieses Oxyhämoglobin in den Kapillaren O_2 freisetzt und dieses ins Gewebe diffundiert. Das CO_2 dagegen wird als Gas gelöst im wäßrigen Anteil des Blutes mitgenommen. Teilweise reagiert CO_2 im Blut dann chemisch mit Wasser so:

CO_2 + H_2O gibt H_2CO_3, es wird also Kohlensäure. Auch H_2CO_3 wird dann H + HCO_3. Am Carotis Sinus sind die Rezeptoren für die CO_2 Konzentration im Blut. Sie beeinflussen das Atemzentrum. Dies nur nebenbei.

Parallel zum Venensystem haben wir noch ein Gefäß-System: das Lymphgefäß-System, so daß man sagen kann, das Arteriensystem ist das Zufluß-System zum Gewebe, das Venen- und Lymphgefäß-System sind die Abfluß-Systeme. Sie haben verschiedene Aufgaben: das Venensystem hat neben der Aufgabe, das Blut dem Herzen wieder zuzuführen, die Aufgabe, kleinmolekulare Stoffe aus dem Bindegewebe aufzunehmen und zu transportieren. Das Lymphgefäß-System hat die Aufgabe, großmolekulare Stoffe und Wasser aus dem Gewebe aufzunehmen und zu transportieren. Kleinmolekulare Stoffe sind Salze, Zucker, Wasser und Gase, vergleichbar mit einem Stecknadelkopf. Großmolekulare Stoffe sind Eiweißmoleküle verschiedener Größe, vergleichbar gegenüber dem Stecknadelkopf mit Bergbachgeröll. Ein rotes Blutkörperchen dagegen wäre vergleichbar mit einem ganzen Berg. Das Lymphgefäß-System kann sogar den „ganzen Berg“, das Blutkörperchen, aus dem Gewebe aufnehmen und abtransportieren. Deshalb auch die erstklassigen Ergebnisse bei der Behandlung von Blutergüssen. Diese großmolekularen Stoffe, die nur über das Lymphgefäß aus dem Gewebe entfernt werden können, nennt man lymphpflichtige Last (LL). Dazu gehören Eiweiß, nicht mobile Zellen, Zelltrümmer, Schlackenstoffe, Bakterien, Viren, unbelebte Stoffe und überschüssiges Wasser, auch langkettige Fettsäuren.

c) Lymphgefäß-System

Lymphgefäße lassen sich röntgenologisch darstellen. Sie werden dazu mit Kontrastmittelflüssigkeit gefüllt. Blauer Farbstoff, der an Eiweiß gebunden ist, wird subkutan injiziert. Nach einiger Zeit wird herzwärts von der Injektionsstelle die Haut quer aufgeschnitten und die Gefäße frei präpariert. Dasjenige Gefäß, das blau angefärbt ist, ist ein Lymphgefäß. Dieses wird nun mit Kontrastmittel gefüllt und so kann das Lymphgefäß-System röntgenologisch dargestellt werden. Die Lymphgefäße sehen normalerweise dann wie Perlschnüre aus. Die Einschnürungen sind die Klappen, die Perlen die gefüllten Lymphangione [25]. Funktionsprüfungen des Lymphgefäßes werden mittels der Lymphszintigraphie durchgeführt.

d) Lymphknoten

Lymphknoten sind als „Filterstationen“ in die Lymphbahnen eingeschaltet [25]. In der Regel verläßt kein Lymphgefäß ein Organ oder eine Körperregion, ohne über einen Lymphknoten eine „Filterung“ erfahren zu haben. Lymphknoten sind an das Blutgefäß-System angeschlossen. Sie bestehen aus einer bindegewebigen Kapsel, Trabekel, Randsinus, Intermediärsinus, Mark, Hilus, zu- und abführenden Lymphgefäßen sowie retikulärem Gewebe. Blutgefäße treten am Hilus, einer Einkerbung, in den Lymphknoten ein. Die Lymphe wird durch eine größere Zahl von zuführenden (afferenten) Lymphgefäßen in den Lymphknoten eingebracht. Diese durchbohren von allen Seiten die Lymphknotenkapsel, wobei die Lymphe im Randsinus verläuft, in den von den Trabekeln gebildeten Hohlräumen (Intermediär- und Marksinus) und dort ansässige Lymphozyten, Plasmazellen, Phagozyten, kurz alle zum Immunsystem gehörenden Zellen umspült und über abführende (efferente) Lymphgefäße den Knoten am Hilus verläßt. Dabei ist zu sagen, daß sowohl B- als auch T-Lymphozyten in den Lymphknoten angesiedelt sind.

Die durch Berührung durch ein Antigen sensibilisierten Lymphozyten werden befähigt sich zu teilen. Dadurch wird eine spezifisch wirkende Abwehr aufgebaut. Sowohl der sensibilisierte Lymphozyt als auch seine Nachkommen haben die spezifisch wirkende Abwehrleistung gegen dieses Antigen, können dieses bekämpfen, und tun es auch.

Die Zusammenballungen von B-Lymphozyten in den Lymphknoten nennt man Lymphfollikel. Man unterscheidet Primärfollikel und, im Zuge der Auseinandersetzung des Organismus mit der infektiösen Außenwelt, wird dieser zum Sekundärfollikel. T-Lymphozyten sind einzeln im ganzen Lymphknoten verstreut. Auf ihrem Kreislauf durch den Körper bleiben die Lymphozyten mehrere Stunden bis Tage in den Lymphknoten, aber keine 24 Std. im Blut. Die faktische Lebensdauer der B-Lymphozyten beträgt 3–8 Tage, die der T-Lymphozyten 100–150 Tage.

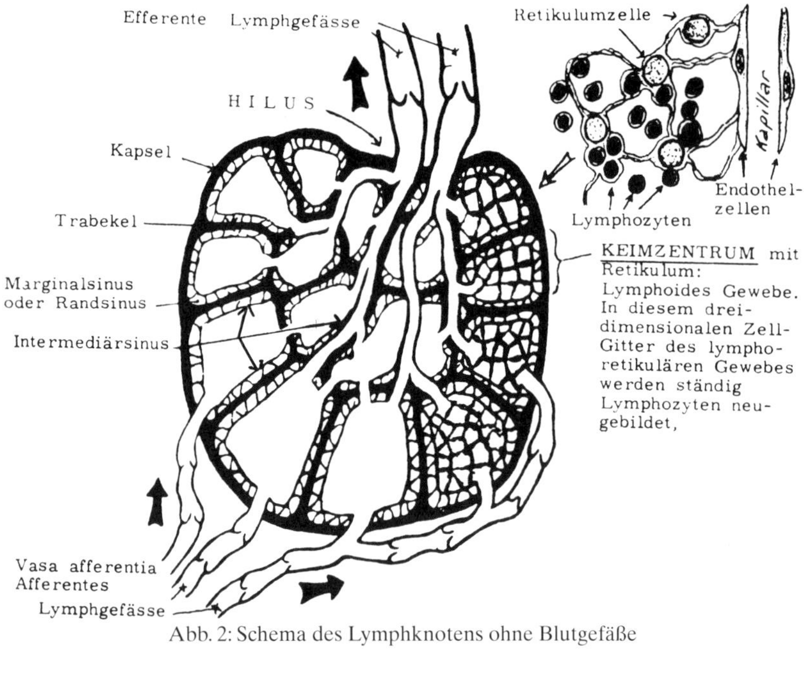

Abb. 2: Schema des Lymphknotens ohne Blutgefäße

Bei der Erkennung von Antigenen spielt der Begriff „selbst" oder „fremd" eine große Rolle. Das Merkmal „selbst" haben alle gesunden körpereigenen Moleküle, wogegen dieselben Moleküle eines anderen Individuums als fremd empfunden werden aufgrund einer anderen räumlichen Anordnung der Atome. Bezeichnend ist die Tatsache, daß die Eigenschaft „selbst" oder „fremd" das Eiweiß vermittelt. So sind Viren und Bakterien aus Eiweiß aufgebaut und werden von unserem Immunsystem bekämpft ebenso wie körpereigene entartete Zellen.

Unser Körper hat circa 600 Lymphknoten, wobei sich im Halsbereich etwa 160 befinden [23]. In den Lymphknoten werden nicht nur Antigene abgebunden, bekämpft und abgebaut. Es werden auch Stoffe eingelagert, die der Körper nicht ausscheiden kann, z. B. Staub aus Glas, Kohle oder Stein und Farbe. Die Lymphe wird eingedickt, d. h. es werden von den Blutkapillaren ca. 40 % ihrer Flüssigkeit resorbiert.

Die nahe Verwandtschaft des retikulären Bindegewebes mit dem embryonalen Mesenchym erklärt u. a., daß operativ entfernte Lymphknoten schon von kleinsten, zurückgelassenen Kapselresten aus vollständig regenerieren. Nach Totalexstirpation erfolgt keine Regeneration; auch induzieren chronische Infekte keine neuen Lymphknoten.

Bei der physiologischen oder akzidentellen (zufälligen) Involution (Zurückbildung) der lymphatischen Organe wird das lymphoretikuläre Gewebe vom Hilus aus zunehmend ersetzt durch Fett und kollagenes Bindegewebe. Besonders in den Schleimhäuten bildet sich das Lymphgefäßsystem zurück, so daß es in manchen Bereichen im Alter nicht mehr zu finden ist.

Ob eine regelmäßige Lymphdrainage die Involution des Lymphsystems verhindert oder verzögert, dies zu glauben, überlasse ich der Phantasie der Leser. Tatsache ist, daß nichts bewiesen ist. Wenn man 30 Jahre mit der Manuellen Lymphdrainage arbeitet, hat man jedoch den Eindruck, daß gewisse Anzeichen für ein besseres Funktionieren des Lymphsystems sprechen, als dies ohne Manuelle Lymphdrainage der Fall wäre.

Wir wissen, daß Organe, die ständig gebraucht werden, weniger degenerieren als solche, die wenig oder nicht gebraucht werden.

Die Manuelle Lymphdrainage sorgt dafür, daß das Lymphgefäß-System „in Betrieb“ bleibt.

In den Lympknoten läuft ein Großteil der immunologischen Reaktionen des Organismus ab. Man kann die Lymphknoten auch als Filterstationen bezeichnen, die dafür sorgen, daß dem Blut nur gereinigte Lymphe zugeführt wird, andernfalls bekämen wir eine Blutverschmutzung. Im allgemeinen haben Lymphknoten keine Muskulatur. Es gibt aber im Bereich des Darmes welche, die doch mit Muskulatur ausgestattet sind und deshalb die Fähigkeit zur Kontraktion haben.

Zusammengefaßt sind die Aufgaben der Lymphknoten folgende:

a) biologischer Filter
b) Eindickung der Lymphe. Der Vollständigkeithalber sei noch bemerkt, daß die Lymphgefäßwandungen nicht ganz dicht für Wasser sind. Der kolloidosmotische Druck benachbarter Venen wirkt durch die Wandungen hindurch und sorgt durch Reabsorption von Wasser aus dem Lymphgefäß ebenfalls für eine „Eindickung“ der Lymphe.
c) immunologische Aufgabe (Lymphozytenteilung)
d) Depot (von Stoffen, die nicht abgebaut und nicht ausgeschieden werden können, wie Kohlenstaub usw.)

e) Anatomie der Lymphgefäße

Das größte Lymphgefäß des Menschen ist der Ductus thoracicus. Er entspringt der Cisterna chyli, einer großen Lymphzisterne in der Nabelgegend, und zieht vor der Wirbelsäule durchs Zwerchfell, bis er dann in Höhe des Sternoclaviculargelenks einen Bogen auf die linke Seite macht und in den Angulus venosus mündet. Er transportiert die Lymphe der unteren Körperhälfte und der Beine (Wasserscheide ist der Nabel, 2. Lendenwirbel). Er nimmt auch Teile der anfallenden Lymphe im Thorax auf.

Mit einer exakt ausgeführten Manuellen Lymphdrainage beeinflussen wir die Lymphgefäße der Haut. Folglich ist es notwendig, daß wir deren Abflußrichtung kennen, um eine entsprechende Lymphdrainage anzuwenden. Die Körperdecke (Haut) ist durch Wasserscheiden in sogenannte Territorien unterteilt. Der Körper wird mittels einer großen Wasserscheide, die entlang des Nabels, der Crista iliaca und des 2. Lendenwirbels verläuft, in eine obere und untere Körperhälfte, der auch die Beine zuzuordnen sind, unterteilt. Die große Lymphknotenstation der unteren Körperhälfte sind die Leistenlymphknoten (inguinale Lymphknoten). Hier wird die Lymphe der Beine entsorgt. Lymphgefäße, die von der Fußsohle/Achillessehne und Wadenmuskulatur kommen, entleeren ihren Inhalt in die poplitealen Lymphknoten (Kniekehle). Von dort führen Gefäße entlang des Oberschenkelknochens zu den tiefliegenden Lymphknoten in der Leiste. Fußrücken, Schienbein, Unterschenkel – Haut und der gesamte Oberschenkel gehen ebenfalls in die Leistenlymphknoten. Dort finden wir oberflächliche (epifasziale) und tiefliegende (subfasziale) Lymphknoten, die miteinander verbunden sind. Eine Besonderheit der Lymphgefäße der Beine ist, daß sie als sogenannte „lange Gefäße“ existieren. Man spricht von physiologischen Flaschenhälsen an der Innenseite des Knöchels und auch an der Knieinnenseite. Die Lymphe der Bauchhaut und der Lendenhaut sowie der äußeren Genitalien und der Haut des Hodens entsorgt ebenfalls in die Leistenlymphknoten. Von dort ziehen die Lymphbahnen unter dem Leistenband hindurch in das kleine Becken, wo die iliakale Knotengruppe die Lymphe aus den urogenitalen Organen, (z.B. Blase, Prostata) aufnimmt. Vom kleinen Becken ziehen die Gefäße entlang der Aorta und der Vena cava inferior (untere Hohlvene) zur Cisterna chyli. Wir finden die lumbalen Lymphbahnen als Plexus (Geflecht) angeordnet. Sie entsorgen die Lymphe der Nieren, Hoden, Ovarien, Eileiter und Gebärmutter. Der Truncus coeliacus sammelt die Lymphe von Milz, Pankreas, Magen, Zwölffingerdarm, Gallenblase sowie den unteren Leberanteil. Der Truncus intestinales übernimmt die Lymphe des Darmkonvoluts, vor allem die langkettigen Fettmoleküle, die vom Verdauungstrakt stammen. (Die kurzkettigen Fettsäuren gehen über den Pfortaderkreislauf direkt in die Leber.) Alle diese Gefäße ziehen zur Cisterna chyli bzw. bilden die Cisterna chyli, wo der Ductus thoracicus entspringt. Eine Ausnahme im Bauchraum bildet die Leberkapsel und der konvexe Anteil der Leber. Diese fließen in eigenen Gefäßen durch das Zwerchfell zum Ductus lymphaticus dexter.

Man kann also sagen, alles was unterhalb des Nabels an Lymphe anfällt, wird vom Ductus thoracicus transportiert.

Obere Körperhälfte: Die Lymphabflüsse der oberen Körperhälfte trennen wir wieder in Lymphbahnen der Haut und Lymphgefäße, die die Organe entsorgen. Die große Lymphknotenstation der oberen Körperhälfte sind die axillären Lymphknoten. Der Oberkörper wird in verschiedene Quadranten eingeteilt, die sich aus den Wasserscheiden ergeben. Wir haben eine senkrechte Wasserscheide, die von der Fossa jugularis zur Symphyse geht; eine andere Wasserscheide besteht entlang der Wirbelsäule. Es gibt Wasserscheiden entlang des Schlüsselbeins und der Spina scapulae. Dadurch ergeben sich bei der Haut des Oberkörpers 4 Quadranten, die in die jeweiligen axillären Lymphknoten drainieren. Die Lymphe des Armes fließt mit einer Zwischenstation (Lymphknoten) in der Ellbeuge und in der medialen Bicepsfurche hin zu den Lymphknoten der Axilla. Die Muskulatur wird über große Lymphgefäße entlang des Humerus entsorgt. Von den axillären Lymphknoten geht der Truncus subclavius unter dem M. pectoralis major hindurch und bringt die Lymphe zum jeweiligen Terminus. Die Lymphbahnen des Armes können in ihrem Verlauf unterschiedlich sein. Die Lymphgefäße der Subcutis des Armes verfügen über zahlreiche Anastomosen, die die Lymphbahnen miteinander verbinden. Das steht im Gegensatz zu den Lymphgefäßen der Beine, wie schon ausgeführt wurde. Aus dem radialen Einzugsgebiet (Daumen und Zeigefinger) gehen Lymphgefäße entlang der Vena cephalica über infraklaviculäre Lymphknoten direkt zum Venenwinkel. Der laterale Teil des Oberarmes wird ebenfalls in diese Lymphknoten entsorgt. Die intercostalen Lymphbahnen, die die Zwischenrippenräume entsorgen, fließen auf der Vorderseite des Thorax zu den parasternalen Gefäßen. Die Zwischenrippenräume des Rückens entsorgen in den Ductus thoracicus. Bei den Zwischenrippenräumen, die parasternal drainieren, haben wir absteigende und aufsteigende Lymphbahnen, so daß die Lymphe einmal zum Terminus entsorgt wird oder auch durch das Zwerchfell in die Cisterna chyli. Zwischen den Lymphbahnen der Muskulatur der Intercostalräume und der Haut des Thorax gibt es zahlreiche Anastomosen. Die Organe im Thoraxraum werden von 3 großen Lymphstämmen, die wir jeweils rechts und links haben, lymphatisch entsorgt. Es sind dies der Truncus bronchomediastinalis, Truncus parasternalis, Truncus mediastinalis anterior. Ausnahmen im Thoraxraum sind das Herz und der Unterlappen der linken Lunge. Beide werden zusammen mit dem rechten Lungenflügel über den Truncus mediastinalis dexter entsorgt. Die Brustdrüse kann man in 4 Quadranten aufteilen. Die Lymphe der seitlichen Quadranten fließt zur Axilla, der mediale obere Quadrant wird über parasternal zum Terminus entsorgt, der mediale untere Quadrant entsorgt in die Cisterna chyli. Die Trennung der Quadranten ist nur sehr großzügig zu sehen. Die Brustwarze drainiert in alle vier Quadranten.

Die Lymphe von Haut und Muskulatur des Kopfes und des Halses geht über den Truncus jugularis zum gleichseitigen Venenwinkel. Im Hals und Gesichtsbereich gibt es viele Anastomosen. Die zervikalen Lymphknoten liegen epi- und subfazial im Gewebe. Durch die Lymphknoten am Hals fließt außerdem die lymphpflichtige Last des Gehirns. Das Gehirn und Rückenmark haben keine Lymphgefäße. Die Prälymphe aus diesem Gebiet fließt über den Liquor cerebrospinalis und andere Wege bzw. entlang der Spinalnerven ab. Darüber wird in den weiteren Kursen gesprochen.

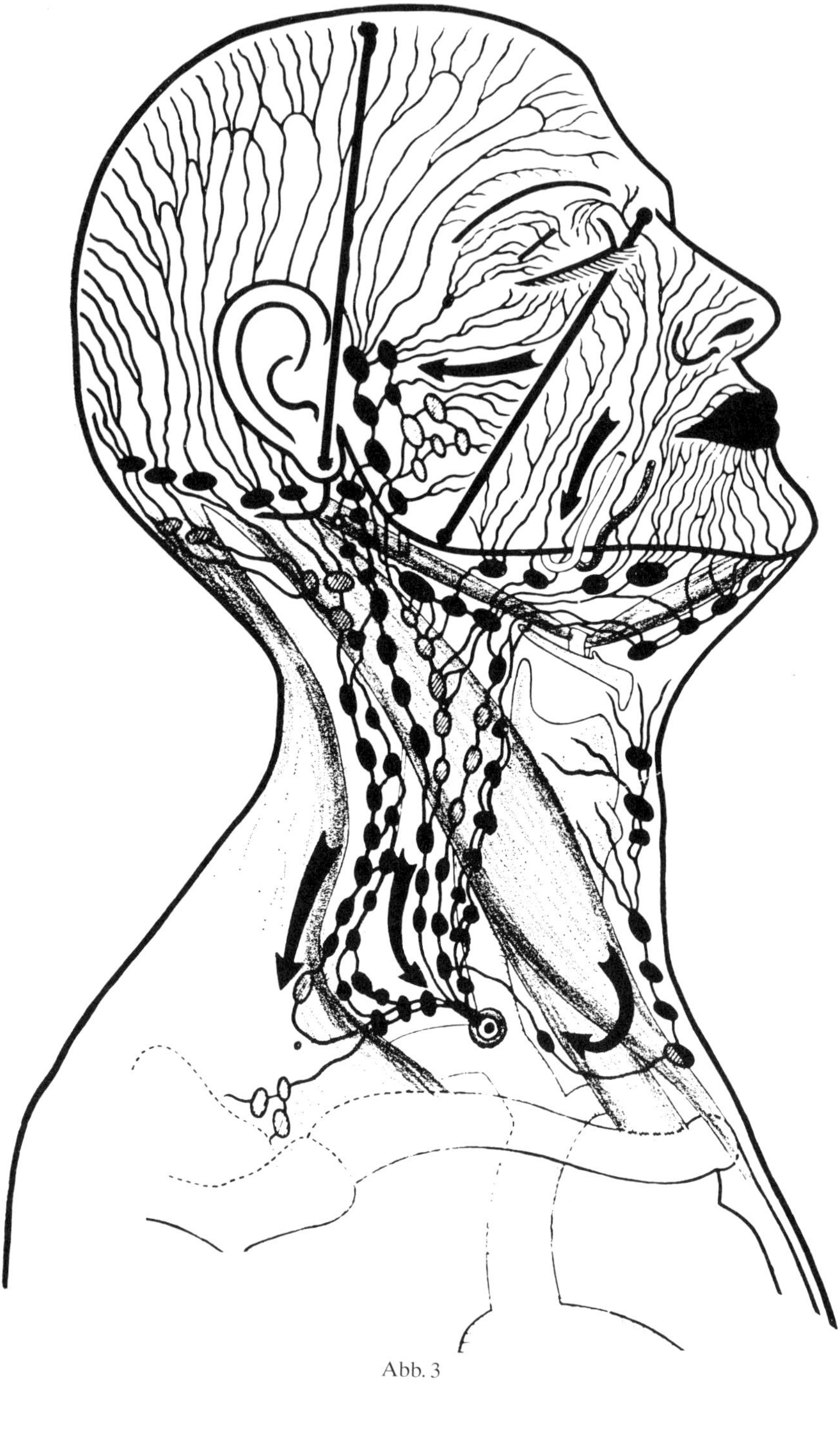

Abb. 3

Bein von vorne (ventral) Bein von hinten (dorsal)

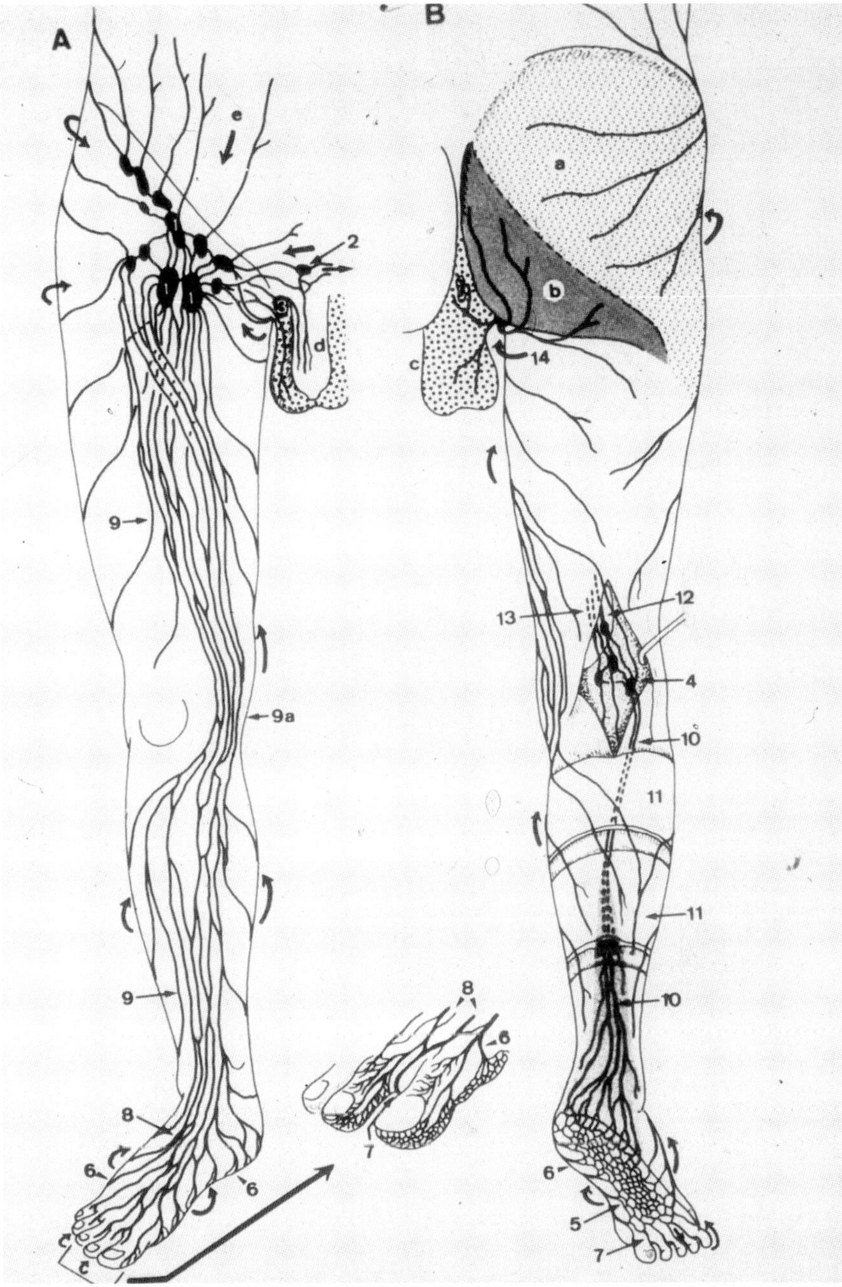

Abb. 4 Einzugsgebiet der oberflächlichen inguinalen und der poplitealen Lymphknoten. **1** Lnn. inguinales superficiales, **2** Ln. prepubicus, **3** Ln. penis, **4** Lnn. poplitei, **5** Plexus lymphaticus plantaris, **6** Vasa plantaria medialia, **7** Vasa plantaria interdigitalia, **8** Kollektoren des Dorsum pedis, **9** Ventromediales Bündel, **9a** Poplitealer Abschnitt des ventromedialen Bündels: physiologischer Flaschenhals, **10** Dorsolaterales Bündel, **11** Fascia cruris superficialis, **12** Hiatus canalis adductorii, **13** Vasa lymphatica femoralia, **14** Sulcus genitofemoralis **a, b** Glutealregion, **c** Perineum, Anus, Scrotum, **d** Äußere Genitale **e** Vordere Bauchwand, **f** Rücken

Arm und Mamma

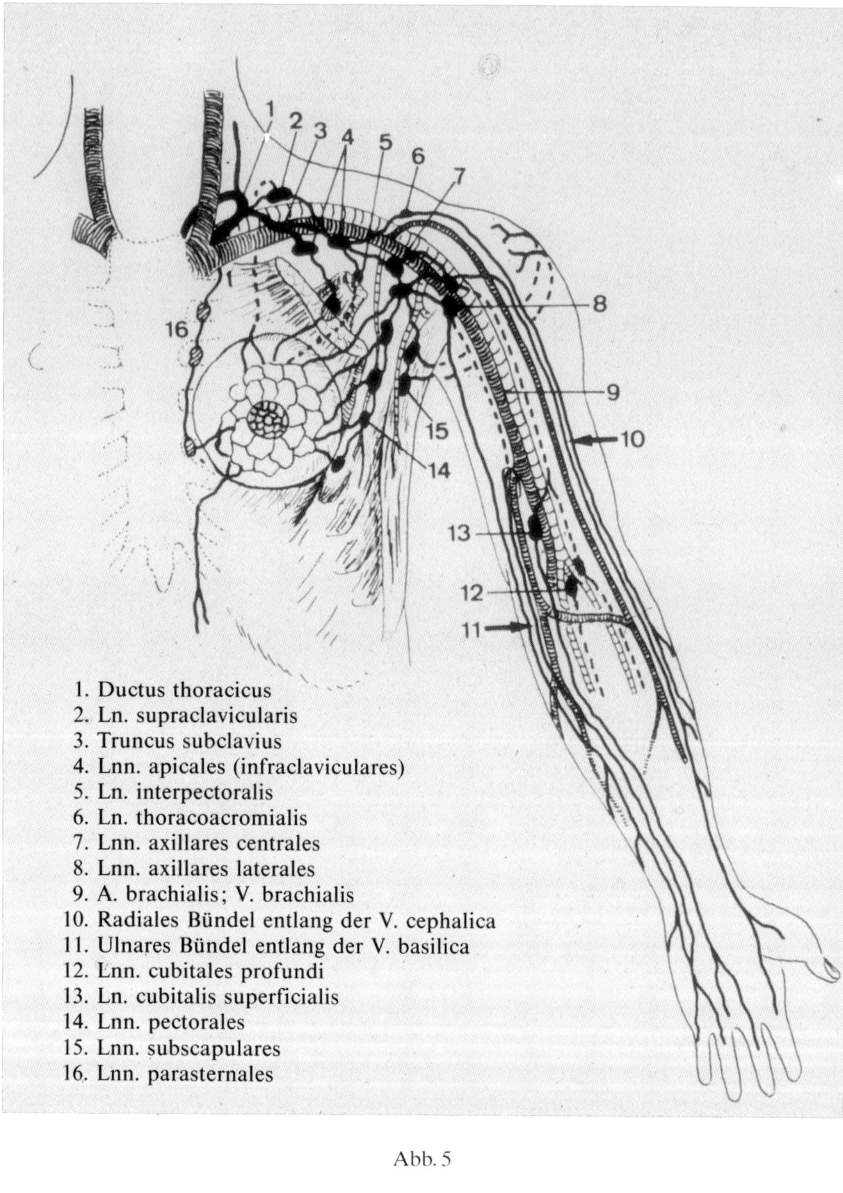

1. Ductus thoracicus
2. Ln. supraclavicularis
3. Truncus subclavius
4. Lnn. apicales (infraclaviculares)
5. Ln. interpectoralis
6. Ln. thoracoacromialis
7. Lnn. axillares centrales
8. Lnn. axillares laterales
9. A. brachialis; V. brachialis
10. Radiales Bündel entlang der V. cephalica
11. Ulnares Bündel entlang der V. basilica
12. Lnn. cubitales profundi
13. Ln. cubitalis superficialis
14. Lnn. pectorales
15. Lnn. subscapulares
16. Lnn. parasternales

Abb. 5

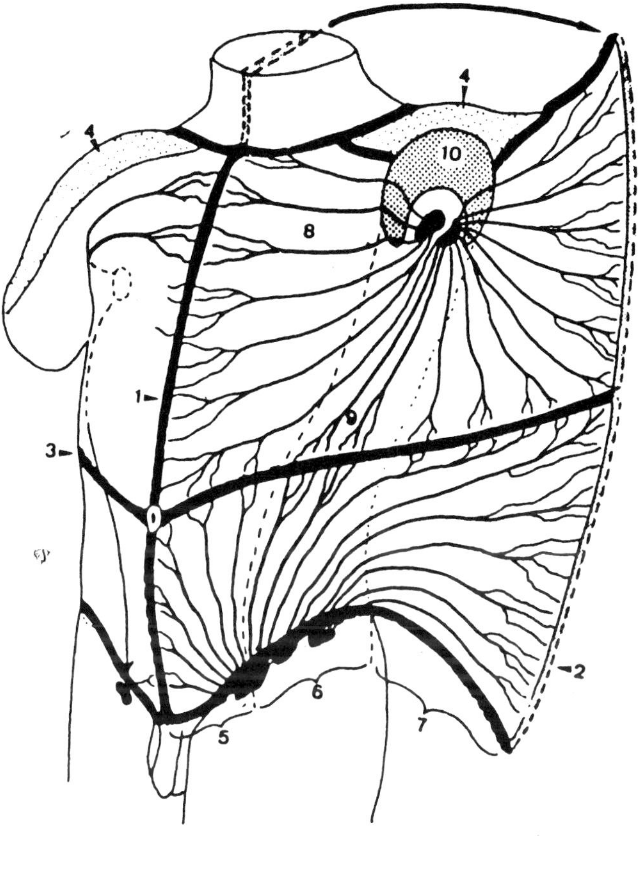

Abb. 6: Schema der Lymphdrainage der Rumpfwand (Rückenhaut seitwärts geklappt). – 1. Vordere senkrechte Wasserscheide, 2. Hintere senkrechte Wasserscheide, 3. Transversale Wasserscheide, 4. Drainagegebiet des lateralen Oberarmbündels, 5. Vordere Rumpfwand, 6. Seitliche Rumpfwand, 7. Hintere Rumpfwand, 8. Interaxilläre Kollateralen, 9. Axillo-inguinale Kollateralen, 10. Amputationsstelle der Schulter.

Lymphstämme und Lymphknotengruppen des Körpers

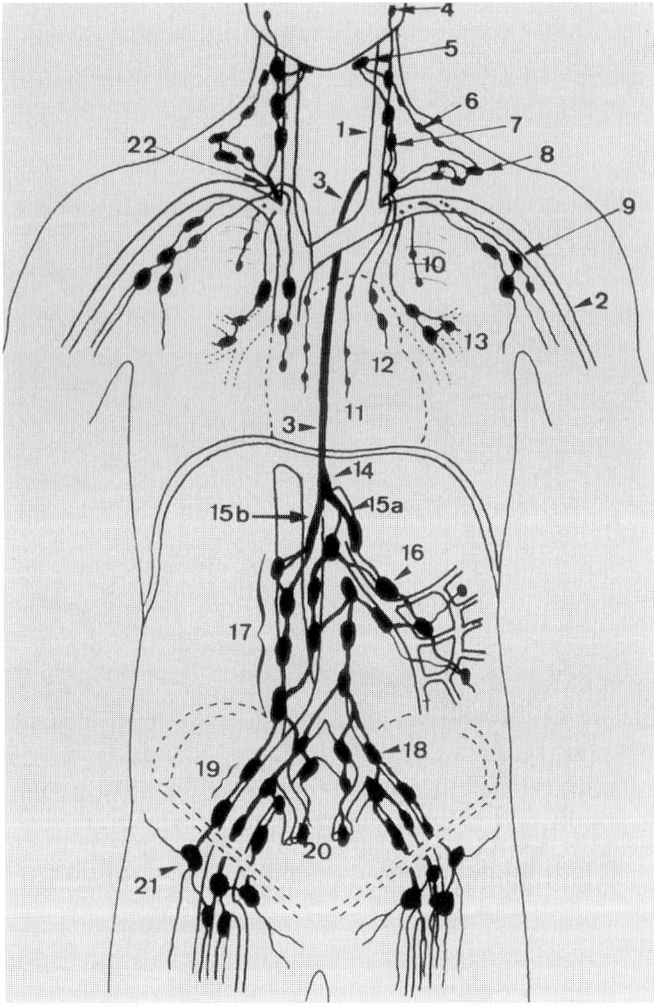

Abb. 7: 1. V. jugularis interna (sin.), 2. V. subclavia (sin.), 3. Ductus thoracicus, 4. Lnn. parotidei, 5. Lnn. submandibulares, 6. Lnn. comitantes n. accessorii, 7. Lnn. jugulares interni mit Tr. jugularis (sin.), 8. Lnn. supraclaviculares mit Tr. supraclavicularis (sin.), 9. Lnn. axillares mit Tr. subclavius (sin.), 10. Lnn. intercostales mit Tr. intercostalis (sin.), 11. Lnn. parasternales mit Tr. parasternalis (sin.), 12. Lnn. mediastinales anteriores mit Tr. mediastinalis ant. (sin.), 13. Lnn. tracheobronchiales mit Tr. tracheobronchialis (sin.), 14. Cisterna chyli, 15a. Truncus lumbalis sinister, 15b. Truncus lumbalis dexter, 16. Lnn. mesenterici, 17. Lnn. lumbales, 18. Lnn. iliaci, 19. Lnn. iliaci, 20. Lnn. iliaci, 21. Lnn. inguinales

f) Zusammenfassung der Transportsysteme im Körper

Stofftransport im Körper geschieht über große Strecken sehr schnell in Rohrleitungen: Blutgefäß-System und Lymphgefäß-System. Angetrieben wird das Blut durch die Herzpumpe, die Lymphe durch Hilfspumpen: die Muskulatur der Lymphangione, Druckunterschied im Thorax bei Atmung, die Skelettmuskulatur, die Darmperistaltik, das Pulsieren der Arterien. Stofftransport im Bindegewebe geschieht mittels Diffusion.

4. Stofftransport

a) Molekülbewegung

Jedes Molekül bewegt sich infolge thermischer Energie, die in ihm steckt. Diese Bewegung würde beim absoluten Nullpunkt –273° C oder 0 Kelvin aufhören. Die Holzmoleküle einer Tischplatte beispielsweise schwingen am selben Ort. Moleküle eines flüssigen oder gasförmigen Aggregatzustandes bewegen sich auf einer geraden Bahn, bis sie mit einem anderen Molekül gleicher Art zusammenstoßen, billardförmig abprallen, wieder zusammenstoßen und dadurch ihre Position verändern. Durch diese Eigenbeweglichkeit der Moleküle kommt es zur Diffusion, sofern ein Konzentrationsgefälle besteht. Ist dies nicht vorhanden, bewegen sich die Moleküle trotzdem, man spricht dann aber nicht von Diffusion. Deshalb kann man Diffusion auch als einen Transportmechanismus bezeichnen.

b) Diffusion [14]

Betrachtet man die Moleküle eines zerfallenen gelösten Zuckerstückes am Boden einer Kaffeetasse, dann bewegen sich diese, stoßen zusammen und prallen voneinander ab, bekommen teils die Richtung in den zuckerfreien Kaffee hinein, so daß sich mit der Zeit der Zucker im Kaffee vermischt. Den Vorgang dieser Zuckerwanderung nennt man Diffusion. Nach 4–6 Wochen ist der Kaffee vollkommen gleichmäßig mit Zucker durchgemischt. Wir sehen also, daß die Diffusion einen Konzentrationsausgleich anstrebt, oder man kann auch sagen, die

Diffusion geht in Richtung der niedrigeren Konzentration. Es ist zwar nicht ganz korrekt ausgedrückt, wenn gesagt wird, die Diffusion geht in Richtung der niedrigeren Konzentration, weil sich ein Teil der Moleküle durch Zusammenstoß wieder in die Richtung der höheren Konzentration bewegt. Die Mehrzahl der Moleküle jedoch wird sich durch die zufälligen Zusammenstöße nach statistischen Gesetzen in Richtung der niedrigeren Konzentration bewegen. Die Diffusion ist auch temperaturabhängig, d.h. je kälter das Milieu, desto langsamer die Diffusion, je wärmer, desto schneller die Diffusion. Große Moleküle bewegen sich langsamer als kleine. Die Diffusionszeit steigt im Quadrat zum Weg. Deshalb braucht die Diffusion kurze Wege, um ihre Transportleistung sinnvoll ausüben zu können. Überschreiten die Diffusionswege die Länge von 1 nm (Nanometer), wird die Diffusion als Transportmittel fragwürdig, weil sie z.B. für 1,3 mm eine Stunde benötigen würde. Dagegen braucht sie nur $^1/_3$ sec., um die Strecke von 1/100 nm, Durchmesser einer großen Zelle, zurückzulegen.

c) Stofftransport im Bindegewebe

Ein Sauerstoffmolekül, das durch die Lunge in den Körper kommt, wird in den Alveolen an das Hämoglobin gebunden und transportiert. An einer Kapillare wird es ausgeladen. Die Konzentration von Sauerstoff ist an der Kapillare groß, weil hier der Sauerstoff ausgeladen wird. An der Zelle ist die Konzentration von Sauerstoff niedrig, weil die Zelle O_2 verbrennt. Die Wanderung von O_2 von der Kapillare zur Zelle, von CO_2 von der Zelle zur Kapillare, erfolgt nach den Prinzipien der Diffusion. Ebenso wie Gase im Gewebe transportiert werden, unterliegen auch die Nahrungs- und Vitalstoffe, die die Zellen zum Leben benötigen, den Gesetzen der Diffusion. Dasselbe gilt für Schlackenstoffe, die bei der Zellverbrennung anfallen und die von den Kapillaren aufgenommen werden sollen, damit sie vom Blut den Ausscheidungsorganen zugeführt werden.

d) Osmose

Die Transportvorgänge an der Kapillare, nämlich Diffusion, Filtration und Reabsorption, bedürfen der Vollständigkeit halber noch der Erklärung des Ausdrucks Osmose.

Osmose ist Diffusion durch eine semipermeable Membran hindurch. Wenn diese Membran zwei Lösungen verschiedener Konzentration trennt, z. B. auf einer Seite der Membran befindet sich Wasser, auf der anderen Seite Wasser und Salz, so sind das zwei Flüssigkeiten unterschiedlicher „Wasserkonzentration". Zunächst befinden sich auf der Seite des Salzes weniger Wassermoleküle. Die Gegenseite strebt einen Konzentrationsausgleich an, und Wassermoleküle diffundieren durch die Membran. Dadurch kommt es auf der „Salz"-Seite zu einem Druckanstieg. Die Druckerhöhung nennt man den osmotischen Druck dieser Flüssigkeit. Osmose ist die wasseranziehende Kraft von Salzen und Zucker, Onkose nennt man die Wasseranlagekraft von Proteinen.

5. Wirkung der Manuellen Lymphdrainage auf Blutkapillaren und Bindegewebe

a) Aufbau und Funktion der Blutkapillare

Je nach Organ haben die Blutkapillaren einen verschiedenen Aufbau ihrer Wandungen, d. h. Kapillaren sind organspezifisch gebaut. So gibt es Regionen in denen die Kapillaren mehr oder weniger dicht sind; es gibt „gefensterte" Kapillaren oder es [7] sind einfache, von Poren durchlöcherte Basalmembranschläuche, die im Inneren mit einem Endothel-, außen mit einem Perithelzellenbelag bedeckt sind. Der Durchmesser der Blutkapillaren beträgt 5–10 μ ($^{5}/_{1000}$–$^{10}/_{1000}$ mm), ist also teilweise kleiner als ein Erythrozyt, der sich zur Passage durch die Kapillare deformieren muß. Die Basalmembran besteht aus Kollagen-Fibrillen, die miteinander verwoben und in eine amorphe Grundsubstanz eingelagert sind. Die Kollagen-Fibrillen sind nicht sehr dicht miteinander verwoben; sie lassen kleine Lücken frei, die ein Kaliber zwischen 30 und 45 Å – hin und wieder bis zu 100 Å – haben. An einzelnen Stellen teilt sich die Basalmembran, um einen Perizyten einzuschließen (im Gehirn auffallend häufig, in der Skelettmuskulatur dagegen fehlen sie gänzlich). Perizyten enthalten dieselben Organellen wie Endothelzellen, einschließlich reichlicher Pinozytose-Bläschen. Die Dicke der Basalmembran ist 300–800 Å bei Gesunden. Die Länge einer Kapillare beträgt ungefähr 1 mm, und alle Kapillaren aneinandergelegt würden 200000 km ergeben, mehr als die halbe Strecke zum Mond. Durch die Poren der Kapillare geht die Osmose vor sich. Man schätzt, daß mehr als 70000 Liter Wasser durch die Kapillarwände täglich diffundieren. Diese Menge Wasser ist nur möglich, weil wir unzählige Kapillaren im Körper haben. Kapillarbasalmembranen und bei weiterer Verschlechterung die Arteriolenìnnenwände stellen nach Ansicht von WENDT den pathologischen Eiweiß-Speicher bei Überernährung dar, da sie sich bei Eiweißmast durch Anlagerung von Eiweiß verdicken. Das bedeutet für die Osmose und damit für die Zellernährung ein Hindernis, bzw. für die Ver- und Entsorgung der Zellen.

Eine Kapillare vereint 2 gegensätzliche Eigenschaften. Sie muß dicht sein, damit der Blutstrom in ihr weiterfließen kann, und sie muß undicht sein, damit Stoffe durch ihre Poren diffundieren können. Nicht nur mittels Osmose gelangen Wasser und Nährstoffe durch die Kapillarwandung ins Gewebe, sondern auch durch Filtration. Man schätzt, daß täglich ca. 70 Liter Wasser durch die Kapillarwände filtriert werden, also 1000mal weniger als durch Diffusion. Der Blutkapillardruck ist die Kraft, der die Filtration bewirkt. Die Menge des Filtrats ist maßgeblich vom Blutdruck, der in der Kapillare herrscht, abhängig. Auch die Kapillaroberfläche spielt eine wesentliche Rolle. Daß dabei noch andere Kräfte wirksam sind, wird weiter unten beschrieben.

Zum **Filtrations**mechanismus an der Kapillare gehört der **Reabsorptions**mechanismus, der die Aufgabe hat, das filtrierte Wasser wieder in die Kapillare zu reabsorbieren. Die Kraft, die die Reabsorption bewerkstelligt, steckt in den Eiweißen, die sich im Blut befinden (Plasmaproteine). Sie lagern mit einer bestimmten Sogkraft Wasser an (Hydratation). Diese Sogkraft nennen wir „onkotischen Sog“ oder kolloidosmotischen Druck. Der mittlere Eiweißgehalt des Blutes beträgt ca. 7,4 %. Diese Eiweiße sind in der Lage, das durch normalen Blutdruck filtrierte Wasser zu reabsorbieren, so daß ein Flüssigkeitsgleichgewicht (Starlingsches Gleichgewicht) im perikapillären Raum erhalten bleibt. Es besteht also an der Kapillare ein Flüssigkeitsaustausch, der durch Filtration und Reabsorption zustande kommt und vollkommen unabhängig von der Diffusion abläuft. Ein Flüssigkeitsstrom, der sich durch Filtration vom Inneren der Kapillare durch die Wandung der Kapillare ins Bindegewebe ergießt und von dort wieder vom onkotischen Sog (kolloidosmotischer Druck) der Bluteiweiße zurückgeholt wird.

b) Das Starlingsche Gleichgewicht

STARLING hat 1897 die vier Kräfte beschrieben, die an der Blutkapillare wirksam sind:

Blutkapillardruck und kolloidosmotischer Druck (onkotischer Sog) des Gewebes als filtrierende Kräfte.

Gewebsdruck und kolloidosmotischer Druck (onkotischer Sog) des Blutes als reabsorbierende Kräfte.

Unter physiologischen Bedingungen besteht an der Endstrombahn ein Flüssigkeitsgleichgewicht. Dies besagt, daß wenn die filtrierenden und resorbierenden Kräfte an der Kapillare in einem ausgeglichenen Zustand sind, ein solches Flüssigkeitsgleichgewicht herrscht. STARLING selbst hat seine Hypothese nicht in Form einer Gleichung aufgeschrieben, dies geschah erst viel später. Die üblichen Formeln lauten:

1. $F = K_a A_a (P_a - P_g - \pi_{pl} + \pi_g)$
2. $R = K_v A_v (P_v - P_g - \pi_{pl} + \pi_g)$

1. F = Filtration
   - K_a = Kapillarfiltrationskoeffizient im arteriellen Blutkapillarschenkel
   - A_a = Oberfläche des arteriellen Kapillarschenkels
   - P_a = Blutdruck im arteriellen Kapillarschenkel
   - P_g = Gewebsdruck
   - π_{pl} = Kolloidosmotischer Druck in der Endstrombahn
   - π_g = Kolloidosmotischer Druck im Interstitium
2. R = Resorption
   - K_v = Kapillarfiltrationskoeffizient im venösen Blutkapillarschenkel
   - A_v = Oberfläche des venösen Blutkapillarschenkels
   - P_v = Blutdruck im venösen Blutkapillarschenkel

Dieses Starlingsche Gesetz hat nur eine statistische Aussage, weil es unberücksichtigt läßt, daß Blutkapillaren in den meisten Körperregionen durchlässig für Eiweiße sind, und Eiweiße im allgemeinen das Gewebe nur auf dem Lymphweg verlassen können. Überall, wo eine Proteinpermeation stattfindet, müßte demzufolge ein Ödem entstehen. Es kommt aber nur zu einem Ödem (siehe dort), wenn die Lymphdrainage gestört ist. Die Durchlässigkeit der Kapillaren für Eiweiß ist regional verschieden, ebenso die Eiweißpassage im Venolenbereich mittels Zytopempsis oder infolge Durchlässigkeit der Venolenwände. Zur Erhaltung eines Flüssigkeitsgleichgewichtes ist deshalb eine funktionierende Lymphdrainage notwendig. Die Manuelle Lymphdrainage nach Dr. VODDER regt den Lymphfluß an, weil die spezielle Grifftechnik die Kontraktion der Lymphangione beschleunigt. Die subkutan gelegenen Lymphgefäße sind netzartig miteinander verbunden. Bei Beschleunigung der Lymphangiomotorik kommt es in der ganzen Region zu einer Erhöhung des Lymphstromes. Damit ist eine Sogwirkung verbunden, die nach und nach bis ins weiche Bindegewebe wirkt.

c) Entwässernde Wirkung der Manuellen Lymphdrainage über die Blutkapillaren und Lymphgefäße

Der „Manuellen Lymphdrainage nach Dr. VODDER" hatte man zunächst nur die Ankurbelung des Lymphstromes zugeschrieben. Man nahm an, daß durch ML Ödeme nur über das Lymphgefäß-System aus dem Gewebe entfernt werden. Um dieses zu beweisen, wurden wissenschaftliche Versuche an Ratten gemacht [15, 16]. An diesen wurde experimentell ein lymphostatisches Ödem erzeugt, das dann mit ML behandelt wurde. Das Ergebnis war frappierend: Durch ML wurden die Ödeme nahezu restlos aus dem Gewebe entfernt, die Kontrollgruppe dagegen hatte sehr starke Ödeme. Nun waren die Ödeme aus dem Gewebe entfernt worden, obwohl die abführenden Lymphgefäße abgebunden waren. Diese Tatsache warf ein neues Problem auf. Wie und wodurch konnte das Ödem entfernt worden sein, obwohl die Lymphgefäße unterbunden waren? Zwei Möglichkeiten boten sich an: daß das Wasser über die Blutkapillaren aus dem Gewebe entfernt wurde, und/oder – wie wir heute wissen – daß Lymphe über die klappenlosen initialen Lymphgefäße (laut KUBIK „lymphatische Areale"), die in der subpapillären Schicht der Haut liegen, bis zu noch funktionierenden Lymphgefäßen geschoben wurde.

Die ML hat also, was die Flüssigkeit im Gewebe anbelangt, zweierlei Wirkrichtungen. Erstens: Der dem Gewebe angepaßte Massagedruck hat dieselbe Wirkung wie eine elastische Binde oder wie der hydrostatische Druck bei einem Bad: eine reabsorbierende Wirkung in die Blutkapillare. Dadurch verringert sich das Nettoultrafiltrat. Die von CURRI [46] nachgewiesene Beschleunigung des Blutstromes im Kapillarbereich mittels ML läßt vermuten, daß dadurch eine Erhöhung der Reabsorption erfolgt. Die zweite „entwässernde" Wirkung der ML geht über die bereits genannten klappenlosen initialen Lymphgefäße. Durch die Stimulation der Lymphangiomotorik ist es möglich, die lymphpflichtige Last und damit außer Wasser auch die Proteine aus dem Gewebe über das Lymphgefäß-System zu entfernen. Damit hätten wir eine auf die lymphpflichtige Last abschwemmende Wirkung der ML. Daß dabei der angewandte Massagedruck von ausschlaggebender Bedeutung ist, liegt auf der Hand. Die ML unterscheidet sich speziell von der sogenannten klassischen Massage durch einen geringeren Druck.

Nun binden nicht nur die Proteine das Wasser im Bindegewebe, auch Salze haben dieselbe Wirkung. Es sollen auch nicht die Mukopolysaccharide vergessen werden. Diese Großmoleküle sind imstande, Wasser und Eiweiße zu speichern. Ob die ML auch auf diese abgebundenen Stoffe – wie Eiweiß und Wasser – einen Einfluß hat, läßt sich nicht mit Sicherheit sagen, höchstens vermuten.

6. Die Bedeutung des optimalen Massagedruckes

Unter optimalem Massagedruck bei der Behandlung mittels ML versteht man denjenigen Druck, der das bestmögliche Ergebnis erzielt, der also möglichst viel Wasser aus dem Gewerbe entfernt, der ebenfalls das Eiweiß aus dem Gewebe entfernt. Und wenn man so ins Detail geht, dann ergibt sich, daß nicht nur der Massagedruck für ein bestimmtes Ergebnis zuständig ist, sondern die Art und Weise, wie der Druck appliziert wird.

Es werden durch die Originalmethode nach Dr. VODDER bestimmte Rezeptoren erregt, was eine optimale Gewerbsdrainage zur Folge hat [27]. Nachdem das Gewebe bei Patienten in einem sehr unterschiedlichen Zustand ist, hat sich sowohl der Druck als auch die Art der Druckapplikation diesen unterschiedlichen Befunden anzupassen. Diese adäquate Massage kann nur gelernt werden unter Anleitung langjährig in der Behandlung von Patienten erfahrener Lymphdrainagelehrer, weil die Variabilität der Griffe der ML sehr groß ist, und weil das Erlernen eines Druckes nur durch wiederholte Vergleiche zwischen Lehrer und Schüler möglich ist. Eine sichere Druckbegrenzung nach oben zeigt uns das Auftreten von Schmerzen an. Wird eine ML appliziert, die Schmerzen verursacht, dann ist dies ein sicheres Zeichen dafür, daß sie falsch gemacht wird. Eine Rötung der Haut sollte tunlichst vermieden werden. Die ML wird in den großen Rahmen der klassischen Massage eingeordnet und zu den großflächigen, weichen Massagen gezählt mit einer speziellen Technik, die eine Pumpwirkung im Gewebe erzielt.

7. Träge Masse

Für das Verständnis der ML muß noch der Ausdruck „träge Masse" besprochen werden.

Honig ist z.B. eine träge Masse: Legen Sie ein 5-Mark-Stück auf Honig, so braucht dieses Geldstück Zeit, bis es in dieser trägen Masse verschwindet.

Ein Auto, das nicht mehr funktioniert, ist eine träge Masse.

Was kann man tun, um diese träge Masse zu bewegen?

Man schiebt an, d.h. man läßt Kraft auf diese träge Masse einwirken, um sie zu bewegen. Dies kann auf zwei verschiedene Arten geschehen: Man kann einen Anlauf nehmen und dieses Auto anspringen. Es ist bekannt, daß sich dadurch die träge Masse (Auto) nicht bewegen läßt. Man kann aber auch Kraft einwirken lassen, indem man sich gegen das Auto lehnt oder stemmt. Allerdings braucht man zu dieser Kraftwirkung auch noch Zeit. Und jetzt bewegt sich diese träge Masse. Diese Beispiele zeigen, daß man außer Kraft auch noch Zeit braucht, um eine träge Masse zu bewegen.

Das Bindegewebe und auch das Lymphödem reagieren wie eine träge Masse. Dadurch erklärt sich auch die lange Behandlungszeit, die gefordert ist, wenn ML appliziert wird.

Unsere Erfahrung geht dahin, daß der Behandlungserfolg durch ML größer wird, je länger die Behandlung dauert. Dieses Beispiel der trägen Masse sagt auch noch etwas anderes aus:

Je mehr träge Masse (je mehr Flüssigkeit im Gewebe), desto langsamer und länger müssen die Handgriffe appliziert werden, will man diese Flüssigkeit im Gewebe verschieben.

8. Stahl- und Gummielastizität

Zur Demonstration der Stahl- und Gummielastizität stellen wir uns einen Doppelgalgen vor. Auf der einen Seite hängt eine Stahlfeder, auf der anderen Seite ein Gummiband.

Hängt man an die Stahlfeder hintereinander gleichgroße Gewichte, dann dehnt sich die Stahlfeder bei jedem Gewicht um das gleiche Maß aus. Nimmt man die Gewichte wieder einzeln von der Feder weg, so zieht sich die Stahlfeder um das gleiche Maß zusammen, bis sie bei der Wegnahme des letzten Gewichtes in ihre alte Position zurückgekehrt ist. D. h. eine Stahlfeder dehnt sich proportional zu ihrer Belastungszunahme aus und zieht sich bei Belastungsabnahme auch wieder proportional zu dieser zusammen. Dies ist stahlelastisches Verhalten. Kollagene Fasern haben ein stahlelastisches Verhalten.

Das Gummiband hingegen dehnt sich bei der ersten Belastung durch ein Gewicht sehr stark aus, bei der zweiten Belastung weniger stark, bei der dritten Belastung mit jeweils dem gleichen Gewicht dehnt es sich noch weniger aus. Es dehnt sich also unproportional zur Belastungszunahme aus. Wenn man nach einer gewissen Zeit die Gewichte von dem Gummiband wegnimmt, dann wird sich das Gummiband zum Schluß nicht mehr bis zur ursprünglichen Ausgangsposition zurückziehen, weil Gummi einem Dehnungs- und Alterungsprozeß unterliegt.

Und nun kommt das Phänomen: Dieses Gummiband schleicht sich langsam in die alte Ausgangsposition zurück. Dieses langsame Zurückschleichen von Gummi nennt man **Hysterese.** Dieser Vorgang ist abhängig vom Alter des Gummis und von der Zeitdauer der Belastung (Dehnung). Dieses typische gummielastische Verhalten haben auch die elastischen Fasern.

Für alle, die Manuelle Lymphdrainage machen, ist dies von großer Bedeutung.

Haut über dem ödematösem Gewebe, das mittels ML von überschüssigem Wasser befreit wurde, kehrt nicht in die alte Ausgangsposition zurück. Sie ist gewissermaßen ausgeleiert.

Wir unterstützen unsere Behandlung und sichern den Behandlungserfolg, indem wir solches Gewebe mittels Bandagen oder Gummistrümpfen von außen her stützen. Dadurch verhindern wir, daß Flüssigkeit in dieses Gewebe zurückläuft und unterstützen die Hysterese.

9. Das Lymphgefäß-System

Entnommen aus:
FOLIO ANGIOLOGICA / Vol. XXVIII / 7/8/9/80
St. Kubik: Drainagemöglichkeiten der Lymphterritorien nach …

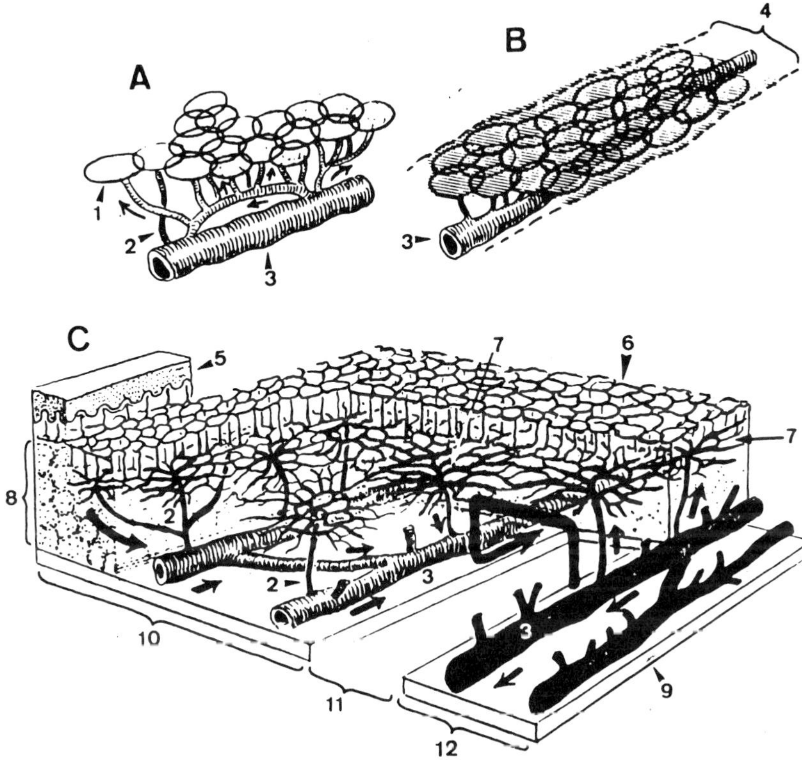

Abb. 8: Schema der Lymphdrainage der Haut. A. Lymphatische Areale, B. Lymphatische Hautzone, C. Abflußwege eines gestauten Territoriums. – 1. Hautareale, 2. Präkollektor, 3. Subkutaner Kollektor, 4. Lymphatische Hautzone, 5. Haut, 6. Rete cutaneum superficiale, 7. Rete cutaneum profundum, 8. Subcutis, 9. Fascia, 10. Normales Lymphterritorium, 11. Lymphatische Wasserscheide, 12. Gestautes Territorium.

a) Lymphatische Wasserscheiden [31, 47]

Das oberflächliche Drainagesystem wird je nach Größenordnung der Abflußwege in lymphatische Areale, Zonen oder Territorien eingeteilt. Die sich überlappenden Hautareale (klappenlose, initiale Lymphgefäße in der subpapillären Schicht der Haut), werden von klappenhaltigen Präkollektoren drainiert. Die Klappen dieser Präkollektoren sollen das initiale Netz vor retrograder Füllung schützen. Die Überlappungen der Hautareale ermöglichen eine Drainage in jede Richtung. Die Präkollektoren mehrerer Hautareale münden meist mit einem Stamm in die Kollektoren der Subkutis. Die an einen Kollektor angeschlossenen Hautareale bilden eine streifenförmige Hautzone. Die Hautzonen sind untereinander durch Anastomosen im kutanen Lymphgefäßsystem verbunden, vor allem aber durch zahlreiche Verbindungen mit benachbarten Kollektoren. Die Hautzonen aller Kollektoren eines Lymphgefäßbündels bilden laut KUBIK ein Territorium. Die Grenze eines Territoriums nennt man lymphatische Wasserscheide. Diese Territorien sind nicht durch Kollektoren verbunden. Sie fehlen dort. Wenn man sich die Kollektoren als Netz vorstellt, so beginnt dieses an der Wasserscheide. Auf der anderen Seite dieser Wasserscheide beginnt ein anderes Netz, das in eine andere Richtung drainiert wird. Normalerweise fließt Lymphe nicht über die Wasserscheiden, weil der Strömungswiderstand in dieser Richtung größer ist als in Verlaufsrichtung der territorialen Kollektoren in der Subkutis.

Diese beiden voneinander in Höhe der Kollektoren getrennten Drainageterritorien sind trotzdem miteinander verbunden: Nachdem die Hautareale untereinander anastomosieren, ist es möglich, in pathologischen Fällen Lymphe von einem Territorium über die Wasserscheide hinweg ins andere Territorium mittels ML zu drainieren, und zwar über die Präkollektoren und klappenlosen kutanen Gefäße. Bei Ödemen ist meist die subkutane Schicht der Haut befallen, daher ist es wichtig, das oberflächliche Lymphgefäß-System zu beeinflussen, das die Haut und Subkutis drainiert.

Diese von KUBIK gezeigten Wasserscheiden stimmen mit denen von SAPPEY weitgehend überein. Nachdem die Sappeyschen Zeichnungen VODDER dazu dienten, die Grifführung bzw. die Manuelle Drainage der Lymphterritorien zu entwickeln und zu präzisieren, war eine Verbesserung nicht erforderlich, als KUBIK seine anatomischen Arbeiten über das Lymphgefäß-System der menschlichen Haut veröffentlichte. Ein weiteres Zeichen, mit welcher Akribie die Manuelle Lymphdrainage von VODDER entwickelt wurde.

b) Anatomie und Funktion der Lymphkapillaren (initialen Lymphgefäße)

Je mehr Eiweiß sich im Gewerbe befindet, desto weniger kann Wasser über die Blutkapillaren aus dem Gewebe abströmen, weil Eiweiß das Wasser festhält. Das Lymphgefäß-System übernimmt den Transport von Flüssigkeit aus dem Gewebe zusammen mit dem Eiweiß, so daß danach auch über die Blutkapillare wieder Wasser abfließen kann [14]. Die initialen Lymphgefäße (Lymphkapillaren) beginnen handschuhfingerartig (blind) im Gewebe. Sie bestehen aus einer einzelligen Schicht Endothelzellen, die mittels Filamente mit den kollagenen Fasern des Bindegewebes verbunden sind. Die freien Ränder der Endothelzellen sind überlappend und können sich wie schwingende Zipfel bewegen, d.h. sie bewegen sich nach außen und nach innen. In diesem Zusammenhang spricht man auch von Flatterventilen. Quillt nun das Bindegewebe infolge vermehrten Wassereinstroms, kommt es auch zu einer Druckerhöhung. Dadurch entfernen sich die kollagenen Fasern voneinander und ziehen die an den Endothelzellen fixierten Filamente („Faserfilz“) mit sich. Es entstehen Öffnungen in der Lymphkapillare, durch die Wasser und großmolekulare Stoffe ins Lumen der Lymphkapillare gelangen können. Auch so große Zellen wie Erythrozyten gelangen dadurch ins Innere der Lymphkapillare. Durch die Veränderung der Druckverhältnisse, die beim Füllen der Lymphkapillare entstehen – es verringert sich der Druck im Bindegewebe durch den Wasserabstrom, und es erhöht sich der Innendruck der Lymphkapillare –, schließen sich die Flatterventile, so daß sich nunmehr die Lymphkapillare gefüllt und geschlossen präsentiert. Die Filamente sind ebenfalls wieder in ihre Lage zurückgekehrt, weil der Wassergehalt im Bindegewebe abgenommen hat.

Neue Forschungen bestätigen, daß das initiale Lymphgefäß eine Basalmembran hat, die aus feinen retikulären Fasern besteht. Dieser sog.

„Faserfilz“ ist mit den Fasern des Bindegewebes verbunden. Die großen Moleküle bzw. Zellen suchen sich eine kleine Öffnung in dem Faserfilz (meistens kleiner als der Zelldurchmesser) und gelangen dann durch eine Öffnung (open junction) der Endothelzellen ins Lumen des initialen Lymphgefäßes.

Eine Veröffentlichung von TISCHENDORF [25] und eine persönliche Mitteilung erklärt die Arbeit der Lymphkapillare wie folgt:

Die Endothelzellen der Lymphkapillaren sind teilweise so angeordnet, daß diese wie gefaltet oder überlappend erscheinen. Es sind aber auch aneinanderstehende Endothelzellen vorhanden, die durch die Kittsubstanz „Hyaluronsäure“ verbunden sind. Die durch Diffusion in Richtung Lymphkapillare wandernden Eiweißmoleküle öffnen diese Kittstellen, indem sie Hyaluronidase vor sich herschieben. Diese Hyaluronidase verflüssigt (depolimerisiert) die Kittsubstanz Hyaluronsäure und das Eiweiß schlüpft in die Lymphkapillare hinein. Hinterher verfestigt sich die Kittsubstanz wieder. Dieses Hyaluronsäure-Hyaluronidase-Wechselspiel läuft ständig im Bindegewebe ab.

So gesehen sorgt also die Diffusion für die Wanderrichtung der Eiweiße und der übrigen lymphpflichtigen Last. Eine proximale Entleerung der Lymphgefäße, z. B. durch ML, würde den Diffusionsdruck im Bindegewebe erhöhen, weil sie die Voraussetzung schafft, daß in den Gefäßen der Lymphfluß beschleunigt und dadurch letztendlich auch Eiweiß und die übrige lymphpflichtige Last aus den initialen Lymphgefäßen entfernt wird [28]. Diese proximale Lymphabschwemmung bzw. Entleerung der initialen Lymphgefäße hätte außerdem noch folgenden Effekt: Der intralymphkapilläre Druck würde absinken, d. h. das schon bestehende Gefälle zwischen dem Blutkapillardruck, dem interstitiellen Druck und dem intralymphatischen Druck wird erhöht. Laut BARGMANN kommt dies einer interzellulären Filtration in die Lymphkapillare hinein gleich.

G. HAUCK beschreibt in Folia angiologica 7/8/9/80 praelymphatische Gewebespalten und Kanäle (ebenso CASLEY-SMITH, 1976), die im Bindegeweberaum vorhanden sind und die Aufgabe haben, den initialen Lymphgefäßen relativ schnell aus der Blutbahn ausgetretene Proteine zuzuführen. Er beobachtete, daß die elastischen Fasern des Bindegewebes als Gleitschiene für den Flüssigkeitstransport dienen.

Die Geschwindigkeit der Flüssigkeitsbewegung ist entlang der elastischen Fasern schneller als die Diffusion. Diese Kanäle liegen mit ihrem Durchmesser unter dem der initialen Lymphgefäße und zeigen keine mikroskopisch erkennbare Wandstruktur. Der Beginn einer Wandbildung kann lichtmikroskopisch im Dunkelfeld gut markiert werden und dort als Ort des kontinuierlichen Überganges in das initiale Lymphgefäß gewertet werden. Diese Resultate erlauben die Deutung des Lymphsystems als ein in der Peripherie völlig offenes und konvergierendes Drainagesystem.

Die Funktion des initialen Lymphgefäßes ist die Lymphbildung. Als Lymphbildung bezeichnen wir den Eintritt der lymphpflichtigen Last aus dem Bindegewebe in das initiale Lymphgefäß. Um den Mechanismus der Lymphbildung zu erklären, werden heute 4 Möglichkeiten genannt:

1. Kolloidosmotische und hydrostatische Drücke außerhalb und in den initialen Lymphgefäßen.
2. Mechanische Druckunterschiede
3. Prälymphatische Kanäle
4. Histomechanische Ursachen

Wie kommt nun die Lymphe aus dem initialen Lymphgefäß ins Lymphangion?

Aufgrund des erhöhten Innendrucks der Lymphkapillare öffnet sich die sogenannte Auslaßklappe und die Lymphe ergießt sich in einen Präkollektor, der die Verbindung darstellt zwischen den initialen Lymphgefäßen und den Kollektoren der Subkutis. Auch ein sich kontrahierender Skelettmuskel kann einen Druck auf das gefüllte Gefäß ausüben und die Entleerung beschleunigen. Befindet sich die Lymphe erst einmal im ersten Lymphangion, ist sie dem Mechanismus der sich kontrahierenden glatten Muskulatur ausgesetzt und wird dadurch von Angion zu Angion weitergepumpt. Die Lymphbildung ist also abhängig von der Flüssigkeitsmenge im Bindegewebe. Der Mechanismus der Lymphbildung springt nur dann an, wenn die Blutkapillaren das Wasser aus dem Bindegewebe nicht oder nicht vollständig entfernen können, d.h. wenn der Gewebsdruck ansteigt. Dann allerdings ist das Lymphgefäß-System in der Lage, bis zu „10“mal mehr Flüssigkeit wegzuschaffen als normal. Als normale Tagesmenge Lymphe nimmt man 2–3 Liter an.

Alle Stoffe, die vom Blutgefäß-System nicht reabsorbiert werden, nennt man lymphpflichtige Last, denn es bleibt nur noch der Weg übers Lymphgefäß, um die Zusammensetzung des Bindesgewebes zu normalisieren oder normal zu erhalten.

In der Medizin wird Hyaluronidase als Vehikel für Medikamente verwandt, in der Kosmetik als Wirkstoff zur Behandlung von Pannikulose. Es ist in Cremes, Tabletten und Ampullen im Handel. Bereits 1967 wurde nachgewiesen [11], daß das Ferment der Hyaluronsäure die Filamente von den Endothelzellen der Lymphkapillare abreißen läßt. Hyaluronsäure ist die Kittsubstanz, mit der die feinen Filamente an den Endothelzellen und an den kollagenen Fasern befestigt sind. Es ist töricht und schädlich, Hyaluronidase zu verwenden (FÖLDI): Durch Depolymerisation der Mukopolysaccharide wird die bindegewebige Grundsubstanz verändert und die oben beschriebenen Kittstellen der Filamente aufgelöst. Die initialen Lymphgefäße kollabieren infolge des Gewebsdrucks, wenn die Filamente aus ihrer Verankerung gelöst sind. Dadurch ist eine Lymphproduktion unmöglich.

c) Der Eiweißkreislauf und -transport

Großmolekulare Stoffe sind in diesem Zusammenhang in der Mehrzahl Eiweißmoleküle. Befindet sich zu viel Eiweiß im Blut [22], z. B. infolge einer eiweißreichen Mahlzeit, dann sind die Endothel- und Epithelzellen der Blutkapillaren die Regulatorien, die eine normale Eiweißkonzentration im Blut ermöglichen. Die Endothelzellen besitzen 3 Mechanismen, um Eiweiß – dazu gehört auch Immuneiweiß und Antigen – aus der Blutbahn zu entfernen.

1. Nachdem wir die höchste Eiweißkonzentration im Blut haben, gibt es einen ständigen Eiweißstrom, der interzellulär vor sich geht. Vor allem kleine Eiweiße (Albumine) sickern durch die großen Poren der Kapillarschläuche durch und gelangen dadurch letztendlich ins Bindegewebe.
2. Den aktiven Eiweißtransport durch die Endothelzellen hindurch mittels Pinozytosebläschen nennt man Zytopempsis. Pinozytosebläschen befinden sich häufig in großer Zahl in den Endothelzellen.

   Der Transportvorgang ist folgender: Die Endothelzellmembran stülpt sich ins Lumen des Blutgefäßes hinein und nimmt ein Eiweißmolekül auf, schließt es sozusagen in ein „Bläschen“ (Vesikel) ein. Das Bläschen führt das Eiweiß wie in einem Aufzug durch die Zelle hindurch, stülpt sich auf der anderen Seite aus und gibt das Eiweiß frei. Durch diesen Transportvorgang wird ständig Eiweiß vom Blut ins Gewebe transportiert = Zytopempsis. Werden andere Stoffe transportiert, nennt man diesen aktiven Transportvorgang Pinozytose.

3. Um eine Isoonkie im Blut zu haben, muß es einen Mechanismus geben, der bei verschiedenem Eiweißangebot die Isoonkie gewährleistet. Nach WENDT [24] steckt dieser Mechanismus in der Fähigkeit der Endothelzellen, Eiweiß aus dem Blut in die Zelle hinein aufzunehmen und bei evtl. auftretendem Eiweißminderangebot durch die Nahrung dieses wieder ins Blut zurückzuschütten, so daß ein gleichbleibender Eiweißspiegel im Blut gewährleistet ist.

Bei der Endothelzell-Permeation mittels Zytopempsis wird das durchwandernde Eiweiß in seiner Molekularstruktur nicht verändert, während Eiweiße, die in das Zellinnere eintreten und durch das Endothelzellplasma permeieren meistens eine Molekularveränderung erfahren. Der transendotheliale Proteinfluß vom Blut auf die Basalmembran ist ein physiologischer Prozeß, eine aktive Leistung der Endothelzellen, die dem Blut das Protein entnehmen, es in wasserunlösliches Mukopolysaccharid umwandeln und es auf die Basalmembran abscheiden. D. L. FRY folgert daraus (auf dem CIBA Symposium 12 in London), daß die Endothelfläche außerordentlich empfindlich ist gegenüber Ereignissen, die im vorbeifließenden Blut stattfinden. Man kann diese Sensibilität als Wächterfunktion erklären, die die Endothelzellen sowohl gegenüber körpereigenen Substanzen mit erhöhtem Blutspiegel als auch gegenüber körperfremden Substanzen z. B. Antigen haben.

Der physiologische Proteinstrom vom Blut in die Gewebe durch die Endothelzellen und durch die Basalmembran geht in der Weise vor sich, daß das aus dem Blut in die Gewebe permeierende Eiweiß auf seiner Wanderung durch die Basalmembran mit der Basalmembransubstanz Bindungen (interactions) eingeht, und daß diese Eiweißpermeation die Permeabilität der Gefäßwand mindert durch Verdickung derselben. Die Basalmembran verschiebt sich von innen nach außen, weil Endothelzellen dem Blut Eiweiß entnehmen, diese in wasserunlösliche Mukopolysaccharide umbauen und auf die Basalmembran abscheiden. Die Epithelzellen bauen an der Außenwand der Basalmembran das Eiweiß in wasserlösliches Gewebeeiweiß um und geben es an die Gewebe ab. Dadurch schiebt sich die Basalmembransubstanz langsam von innen nach außen und damit auch diejenigen Eiweiße, die auf ihr deponiert werden. WENDT bezeichnet diesen Vorgang als „Gletschertransport". Hochleistungsfähige Endothel- und Epithelzellen bauen resorbiertes Eiweiß restlos ab. Wenn es sich um Fremdeiweiß handelt, wird es in Euprotein umgebaut und ins Blut zurückgeschüttet oder in Mukopolysaccharid umgebaut und auf die Basalmembran deponiert. Endothel- und Epithelzellschwächlinge sind oft nicht in der Lage, das gesamte Eiweiß ab- und umzubauen. Falls es sich um Antigen- und Antikörperkomplexe handelt, werden diese dann teilweise unabgepuffert auf die Basalmembran abgeschieden, was zur Entzündung dieser führt (Kapillaritis).

Wir haben also einmal einen physiologischen Eiweißspeicher im Bindegewebe und zum Zweiten den Basalmembran-Eiweißspeicher überwiegend in pathologischen Situationen. Wenn die Speicherung die Basalmembran dicker als 1400 Å werden läßt, ist sie pathologisch. Eine so verdickte Basalmembran verhindert eine optimale Filtration und Diffusion. Die regulatorischen Kräfte des Körpers haben aber für eine gute Ernährung der Zellen zu sorgen. Dies geschieht dann dadurch, daß der Blutdruck steigt, um damit wieder eine normale Filtration und Diffusion zu garantieren trotz verdickter Basalmembran. Die Permeabilität für Nährstoffe hängt dementsprechend vom Quellungszustand der Basalmembran ab. Eine andauernde Resorption überschüssiger Eiweiße überfüllt schließlich den Basalmembran-Eiweißspeicher. Die Eiweiße stauen ins Blut zurück und werden nun von den Arterien-Endothelien resorbiert und als Kollagen subendothelial auf der Intima der Arterien abgeschieden. Das ist die Pathogenese der Arteriosklerose und der damit verknüpften Risikofaktoren.

Wir wollen aber nun zunächst einmal unterscheiden zwischen physiologischen und pathologischen Eiweiß- bzw. Nahrungsspeichern [22].

1. Bei Gesunden erhöht sich nach einer Gemischtkostmahlzeit der Blutspiegel aller Nährstoffmoleküle. Die Senkung des erhöhten Nährstoffspiegels auf die Norm erfolgt dadurch, daß die hohen Diffusionsdrücke, die von den hohen Nährstoff-Blutspiegeln ausgehen, die Nähr-

stoffmoleküle durch die Poren der Blutkapillar-Basalmembran in die Bindegewebsflüssigkeit treiben. Hier decken zunächst die Zellen ihren Nährstoffbedarf. Die überflüssigen Nährstoffmoleküle werden im Bindegewebe gespeichert: die Eiweiße im Kollagen und in der Aminogruppe des Mukopolysaccharides, die Glukose in dem Zuckerteil des Mukopolysaccharides, die Fette in den Fettzellen, das überschüssige Wasser in der Domäne des Mukopolysaccharidmoleküles. So werden also alle Nährstoffe im Bindegewebe gespeichert, jedes in einem Speichermolekül. Das Unterhautbindegewebe des Überernährten wird dadurch mehrere Zentimeter dick. Dieses große Volumen des Bindegewebsspeichers beim Übergewichtigen ist also nicht nur von Fettgewebe angefüllt, sondern auch von allen anderen Nährstoffen, deren Anteile von der Art der Ernährung abhängen, die zu dem Übergewicht führten.

Solange die Kapillarbasalmembranen gesund, ihre Poren offen, die Transportwege durch die Poren frei sind, gehen alle Nährstoffe ins Bindegewebe zur Zellversorgung oder zur Speicherung. Dadurch wird der Überernährte übergewichtig, bleibt aber gesund, weil die Vermehrung der Speichermoleküle im Bindegewebe keine nachteiligen Folgen hat.

2. Pathologisch kann die Nährstoffspeicherung werden, und hier vor allem die Eiweißspeicherung, bei einer Überernähung mit zu hohem Anteil von tierischem Eiweiß. Infolge Eiweißablagerung auf der Basalmembran wird diese verdickt. Das führt zu einer zunehmenden Behinderung der Basalmembranpassage für Eiweiß und alle anderen Nährstoffe. Es kommt zu einem Siebeffekt. (Siebeffekt heißt, daß Moleküle nicht durch die Poren diffundieren, wenn diese Moleküle gehäuft an der Kapillarmembran auftreten. Beispiel: Wirft man eine Schaufel Sand in ein Sieb, ohne dieses zu bewegen, dann bleibt der Sand im Sieb liegen, obwohl die Sandkörnchen kleiner sind als die Löcher im Sieb.)

Nach FÖLDI verlassen alle Eiweißmoleküle in 24–48 Stunden die Blutbahn, kommen ins Bindegewebe und werden zum Großteil vom Lymphgefäß-System wieder dem Blut zugeführt, so daß man ohne weiteres von einem „Eiweißkreislauf“ sprechen kann. Teilweise finden die Gewebseiweiße ihren Weg zurück ins Blut auch mittels Zytopempsis. Der mittlere Porendurchmesser der Blutkapillare beträgt 80–90 Å, vereinzelt finden wir Poren bis zu 100 Å [7]. Albumine haben den Durchmesser von 70 Å, sie können also vereinzelt durch große Poren ins Gewebe kommen; Gammaglobuline sind größer als 100 Å. Albumine sind Transportfahrzeuge; sie transportieren Wasser, Metalle, Enzyme, Vitamine, Penicilline, Insulin, Hormone. Gammaglobuline haben Abwehrfunktionen; Aminosäuren sind die Bausteine der Eiweiße und dadurch auch der Zellen. Betaglobuline sind Transporteure für fettähnliche Stoffe. Insgesamt gibt es mehr als 100 verschiedene Eiweiße im Blut. BENNHOLD [18] spricht von der Vehikel-Funktion der Plasmaproteine, die Vitalstoffe zu den Zellen und Stoffwechselprodukte von den Zellen transportieren. Dieser vielfältige Aufgabenbereich der Eiweiße läßt erkennen, daß der Eiweißkreislauf nicht weniger wichtig ist als jeder andere Kreislauf. Und dieser Eiweißkreislauf geht über das Lymphgefäß-System und wird von diesem aufrechterhalten.

Also benötigt der Eiweißkreislauf ein gut funktionierendes Lymphgefäß-System, andernfalls kommt es zu Stauungen im Bindegewebe. Bleibt Eiweiß längere Zeit im Bindegewebe liegen, ändert es seine Molekularstruktur und wird vom Körper als fremd empfunden. Der Körper wird nun sein Abwehrsystem aktivieren und das fremde Eiweiß abbauen. Außerdem ziehen Eiweißmoleküle Wasser an und fördern somit die Ödembildung.

10. Gleichgewicht und Ausgewogenheit als Ziel der Massage

a) Badewanne

Um das Problem „kosmetische oder physiotherapeutische Behandlung mit und ohne Lymphdrainage" nach Dr. VODDER nochmals von einer anderen Seite aus zu erklären, betrachten wir eine Badewanne, deren Inhalt das Bindegewebe darstellt. Der Zufluß ist die Filtration aus dem Arteriensystem, der Abfluß die Reabsorption in das Venensystem. Jede Badewanne hat einen Überlauf (das ist das Lymphgefäß-System), der uns vor einer Überschwemmung schützen soll, wenn wir vergessen, den Hahn einmal zuzudrehen. Er hat eine gewisse Sicherheitsventilfunktion. Ausgeglichene Zustände haben wir, wenn die Badewanne gefüllt, der Zufluß gleich dem Abfluß ist. STARLING hat darüber schon vor 100 Jahren berichtet. Wenn nun das Abflußrohr verstopft ist, das heißt die Reabsorption nicht richtig funktioniert, steigt der Wasserspiegel bis zum Überlaufventil, und dieser Überlauf muß nun das überschüssige Wasser abtransportieren. Dasselbe gilt für den Fall, wenn die Filtration gegenüber der Reabsorption überwiegt. Das Überlaufrohr der Badewanne entspricht, wie schon erwähnt, dem Lymphgefäß-System. Es hat wie dieses Sicherheitsventilfunktion. Wenn diese Funktion aus irgendeinem Grund nicht erfüllt wird, kommt es zum Ödem. Das Lymphgefäß-System ist dann eben nicht fähig, das lockere Bindegewebe von seinen „Lasten" zu befreien. Es kann sich dabei um eine „Wasserlast", „Zellast" oder „Eiweißlast" handeln. Ist die Kapazität dieses Überlaufs erschöpft oder ist aus irgendeinem Grund der Überlauf behindert, wird die Wanne überlaufen. Die Katastrophe – sprich Ödem – ist da.

Das heißt für die praktische Arbeit, daß es immer auf den Gewebetyp ankommt, ob und wie wir die durchblutungsfördernden Behandlungen zur ML kombinieren dürfen.

Außerdem kommt es auf die Abflußsituation des Gewebes an. Sind Störungen des Venen- oder/und Lymphgefäß-Systems vorhanden, ist die logische Folgerung, daß es aufgrund der Behinderung der Rückflußsysteme zu einem Rückstau in das Bindegewebe und eventuell zu einem Ödem kommt. Wird bei so einer gestörten Abflußsituation die Filtration erhöht mittels durchblutungsfördernden Maßnahmen, ist dies ein unverzeihlicher Fehler, der die Versorgungs- und Entsorgungssituation im Bindegewebe verschlechtert, weil mittels Mehrdurchblutung nicht nur Nährstoffe und Sauerstoff ins Gewebe kommen, was ja sehr wichtig ist, sondern auch mehr Wasser. Dies zu verhindern hat in diesem Fall Vorrang, deshalb keine durchblutungsfördernden Maßnahmen bei venösen und lymphatischen Abflußbehinderungen!

Fühlen wir mit den Fingern weiches, schwaches, schwammiges, wassergefülltes Gewebe, dann wird dieses mit wenig oder gar keiner durchblutungsfördernden Behandlung (Massage, Fango, Heißluft, Bestrahlung, Galvanisation, heiße oder kalte Kompressen, Durchblutungsmasken), sondern mit beruhigenden und drainierenden Methoden (ML nach Dr. VODDER) behandelt. Andernfalls würde das Flüssigkeitsgleichgewicht umgestürzt.

Fühlen wir festes, straffes Gewebe, kann die ganze Palette der Durchblutungsbehandlungen gemacht werden und als Ausgleich eine kurze ML.

Ist die Wanne bereits übergelaufen, d.h. ist ein Ödem bereits vorhanden, darf auf gar keinen Fall eine Behandlung gemacht werden, die eine der „lymphpflichtigen Lasten“ erhöht.

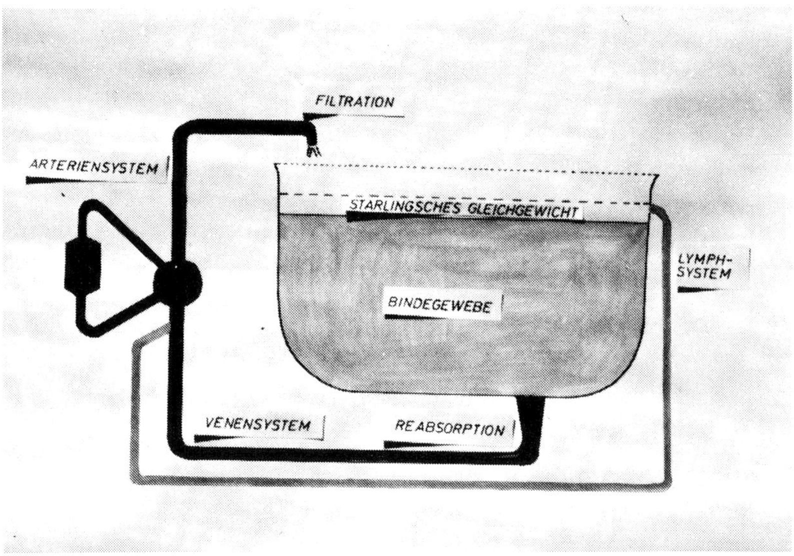

Abb. 9

b) Flüssigkeitsgleichgewicht

Alle Behandlungen, die eine Durchblutungssteigerung zur Folge haben, erhöhen die Filtration ins Gewebe. Um ein Flüssigkeitsgleichgewicht im Bindegewebe zu garantieren, ist es notwendig, aus Sicherheitsgründen immer eine ML zu machen. Die Intensität der Drainage hängt davon ab, ob in dem betreffenden Gewebe Abflußstörungen vorhanden sind oder nicht. Mittels Tastbefund läßt sich das leicht feststellen. Weiches, lockeres Gewebe hat eine größere Ödembereitschaft. Es muß länger mit ML behandelt werden. Man muß mit Vorsicht und Maß durchblutungsfördernd wirken. Festes, straffes Gewebe verträgt mehr Durchblutung und braucht weniger ML. Nach diesen Gesichtspunkten sollte die ML in Zukunft in die Kosmetikbehandlung und in die physikalische Therapie eingeordnet werden. Zuerst Durchblutungsförderung, am Schluß ML, so daß das Flüssigkeitsgleichgewicht gewahrt bleibt.

c) Gleichgewicht bei den Naturheilmethoden

Alle Naturheilmethoden wollen einen Gleichgewichtszustand im Organismus herstellen. Denkt man an die chinesische Heilkunst: von dort kommt die Akupunktur. Akupunkteure stecken Nadeln in bestimmte Punkte, die auf Energiebahnen (Meridiane) liegen und wollen entweder Energie zuführen oder wegnehmen, also eine ausgeglichene Situation in den Energiebahnen schaffen.

Aus dem indischen Kulturkreis kommt das Yoga. Das ist Körper- und Geistesschulung sowie Bewegungen, die Spannungs- und Entspannungselemente enthalten und das Ziel haben, einen ausgeglichenen Menschen zu schaffen. Unsere Therapeuten sprechen vom Gleichgewicht des vegetativen Nervensystems, das den Menschen ihre Gesundheit erhält.

Es gibt Yin und Yang, es gibt Säure-Basen-Gleichgewicht und viele andere Beispiele in der Natur, an denen man die natürlichen Wechselbeziehungen ablesen kann.

Wenn wir also eine durchblutungsfördernde Maßnahme treffen, dann ist der Ausgleich dazu die Drainage, um Ausgewogenheit von Flüssigkeit im Gewebe zu garantieren.

11. Ödemformen

WINIWARTER beschreibt hervorragend die Entwicklung eines Lymphödems im Jahr 1892:

„Anfangs scheint die Haut noch nicht verändert, nur ist sie etwas gespannt. Der Fingerdruck läßt noch eine Grube zurück, aber die Konsistenz der Haut und des subkutanen Gewebes ist doch mehr elastisch weich als teigig (wie bei einem einfachen Ödem). Versucht man eine Falte des Teguments abzuheben, so bemerkt man, daß die Haut verdickt, resistenter, an ihre Unterlage strammer befestigt ist als im Normalzustand; später wird ihre Konsistenz immer härter und derber, oder es bleibt nur ein Teil der Extremität ödematös, während der andere verhärtet. Allmählich, nach 5–10 Jahren, erlangt der Umfang des Gliedes durch die zunehmende Anschwellung geradezu monströse Dimensionen: Meistens ist die Extremität zu einem unförmigen, gleichmäßig dicken Zylinder geworden, oder sie verschmälert sich plötzlich oberhalb der Knöchel gleichsam wie abgebunden, einer „Pumphose ähnlich“, oder es hängen dicke Wülste und Lappen nach vorne bis über den Fußrücken, an den Seiten bis zur Erde herab wie die Falten eines Gewandes, während der Fuß selbst normale Dimensionen bewahrt hat. Ist aber die Elephantiasis auch auf den Fuß ausgebreitet, dann stellt derselbe einen massigen, formlosen Klumpen dar ...“

Die klassische Einteilung der Lymphödeme erfolgte durch FÖLDI [18].

Er teilt die Ödeme in 3 Kategorien ein:

1. Lymphostatische Ödeme (aufgrund einer mechanischen Insuffizienz, die durch organische oder funktionelle Veränderungen hervorgerufen wurde)
2. Dynamische Ödeme (aufgrund einer dynamischen Insuffizienz)
3. Sicherheitsventil-Insuffizienz der Lymphdrainage

Ödeme entstehen, wenn die Transportkapazität des Lymphgefäß-Systems nicht ausreicht, um die lymphpflichtigen Lasten aus dem Gewebe abzutransportieren. Lymphpflichtige Lasten können je nach Körperregion und Krankheit verschieden sein. So unterscheiden wir voneinander Wasserlast, Fettlast, Eiweißlast, Zellast.

Unter Lymphzeitvolumen verstehen wir diejenige Lymphmenge, die in einer bestimmten Zeit transportiert wird.

Erhöht sich die lymphpflichtige Last aus irgendeinem Grund, so muß es deshalb noch nicht zu einem Ödem kommen. Das Lymphzeitvolumen erhöht sich und damit die Frequenz und die Amplitude der Pulsationen der Lymphangione. Erst wenn das Lymphzeitvolumen die Transportkapazität des Lymphgefäß-Systems überschreitet, ist die Möglichkeit zur Ödembildung gegeben. Solange also die vermehrt anfallende lymphpflichtige Last kompensiert wird, kommt es nicht zum Ödem. Man spricht in dieser Phase von einer „Ödembereitschaft". Um der Gefahr eines Ödems entgegenzuwirken, gibt es körpereigene Ödembewältigung:

a) benachbarte Lymphbahnen erhöhen ihre Transportkapazität und übernehmen die Lymphe aus dem geschädigten Gebiet.

b) Der Körper bildet Verbindungen zwischen Lymphgefäßen. Wir nennen diese lympholymphatische Anastomosen. Manchmal gibt es auch lympho-venöse Anastomosen.

c) Prälymphatische Bahnen, die in der Adventitia der großen Blutgefäße zu finden sind, nehmen die Prälymphe auf und führen sie zu funktionierenden Lymphgefäßen.

d) In einem ödemgefährdeten Gebiet wandern Monozyten aus dem Blut ins Bindegewebe ein, wo sie sich in Makrophagen verwandeln. Dort „verkleinern" sie die im Bindegewebe liegenden Eiweiße. Man nennt das auch proteolytischen Eiweißabbau. Dadurch verringert sich die Eiweißlast. Ein Ödem wird also erst dann entstehen, wenn die sogenannte extra-lymphatische zelluläre Eiweißkörperbewältigung versagt.

a) Lymphostatische Ödeme (eiweißreich)

Lymphostatische Ödeme sind Ödeme, die infolge einer mechanischen Insuffizienz der Lymphdrainage auftreten. Diese mechanische Insuffizienz kann durch **organische** oder **funktionelle** Veränderungen bedingt sein.

Organische Veränderungen betreffen das Bindegewebe mit darin befindlichen prälymphatischen Bahnen; sie betreffen eventuell initiale Lymphgefäße, wenn diese entwicklungsgestört sind. Die Lymphbahnen können verschlossen werden durch Tumore, durch Entzündungen oder Parasiten (in Afrika). Es können Lymphbahnen zerstört sein durch Schnitte, Operationen, Unfälle, Röntgenstrahlen. Sie können unterbunden sein durch beengende Kleidungsstücke; es können zu wenig Lymphgefäße vorhanden sein.

Funktionelle Veränderungen können die Lymphkapillaren betreffen. Sie können Lymphgefäße betreffen: wenn die Klappen nicht schließen, wenn die Gefäßwände undicht sind, wenn die Motorik der Lymphangione gestört ist, wenn die Muskelkontraktionen der Skelettmuskulatur fehlen (bei Schlaganfällen z. B. oder Bewegungsmangel). Die Lymphgefäße können verkrampft sein, sie können gelähmt sein. Eine weitere Klassifikation der lymphostatischen Ödeme sind primäre und sekundäre. Mit primär bezeichnet man Ödeme, deren Ursache nicht bekannt ist. Als sekundär bezeichnet man Ödeme, die durch eine bekannte Krankheit entstanden sind.

Die lymphostatischen Ödeme werden noch um eine Art bereichert, die erst 1970 PIRICE beschrieben hat [[19]]: die endemische Elephantiasis. Sie kommt in Äthiopien vor und rührt vom Barfußgehen her. Durch Resorption von Silikat und Aluminium durch die Haut gelangen diese Stoffe ins Lymphsystem und schädigen es. Es kommt zu Ödemen und Elephantiasis. Die für diese Krankheit geprägte Begriffsbezeichnung „Lymphangiokonosis" läßt das Bestreben erkennen, die Reaktion des Lymphsystems auf eingedrungene und absorbierte nicht belebte korpuskuläre Substanzen von der typischen Lymphangitis abzugrenzen.

b) Dynamische Ödeme (eiweißarm)

Die dynamische Insuffizienz zeichnet sich dadurch aus, daß der ganze Lymphgefäßapparat in Ordnung ist und funktioniert. Infolge eines Überangebots an Flüssigkeit sind die Lymphgefäße aber nicht in der Lage, die Flüssigkeit aus dem Gewebe abzutransportieren. Es kommt zu einem dynamischen Ödem, das eiweißarm ist.

Manuelle Lymphdrainage zu machen ist nur sinnvoll, bei eiweißreichen Ödemen. Eiweißarme Ödeme sind mit ML nicht beeinflußbar, weil die Kräfte, die dieses Ödem verursachen, viel stärker sind als der Einfluß unserer Massage.

Ein eiweißarmes Ödem ist z.B. das Nierenödem. D.h., die Niere scheidet Eiweiß aus, so daß dieser Eiweißverlust zu einer Verringerung der Bluteiweiße führt. Damit wird u.a. auch der kolloidosmotische Druck des Blutes (onkotischer Sog der Bluteiweiße) geringer. Die Blutkapillare filtriert normal und reabsorbiert weniger. Es entsteht ein eiweißarmes, dynamisches Ödem.

Dasselbe gilt für Hungerödeme. Auch hier ist der kolloidosmotische Druck des Blutes infolge Fehlens von Eiweiß bei der Ernährung verringert. Deshalb sinkt der onkotische Sog der Bluteiweiße, es kommt zu einem eiweißarmen, dynamischen Ödem. Es wäre sinnlos, bei diesen beiden Ödemen ML machen zu wollen. Man kann zwar nicht schaden, aber man kann diese Art von Ödemen mit der ML auch nicht positiv beeinflussen.

Eine andere Art von Ödemen sind Ödeme aufgrund einer Herzinsuffizienz, sogenannte „Herzödeme". FÖLDI schreibt: Das kardiale Ödem ist die Folge eines sehr komplexen Ablaufes von Vorgängen mit einer Reihe von neuralen, hormonalen, zirkulatorischen und renalen Störungen. Die Herzmuskulatur ist geschwächt. Dadurch kommt es zu einem Stau in der rechten Herzkammer bis hin zu einem Rückstau ins Venensystem. Die Druckerhöhung im Venensystem geht bis zu den Kapillaren, was Földi als aktive Hyperämie bezeichnet. Dies bedeutet erhöhte Filtration. Die Flüssigkeitsmenge kann von einem normal funktionierenden Lymphgefäßsystem nicht verarbeitet werden. Die Lymphgefäße sind gewissermaßen doppelt belastet, weil auch die Lymphe des Ductus thoracicus nur schwer entgegen des stark erhöhten Druckes im Venenwinkel einströmen kann.

Die lmyphpflichtige Wasserlast ist höher als die Transportkapazität des Lymphgefäßes. Die Störung kann nicht mehr kompensiert werden, und es kommt zu einer hämodynamischen Insuffizienz mit einer lymphostatischen Komponente durch einen Rückstau ins Lymphgefäß. Dieses kardiale Ödem ist eine absolute Kontraindikation für die Manuelle Lymphdrainage. Wenn wir hier eine ML machen, wäre es möglich, Flüssigkeit über Lymphgefäße und Venen ins Herz zu pumpen, was zu einem Lungenödem führen könnte.

Auch die eiweißverlierende Enteropathie gehört zu den eiweißarmen Ödemen. Es werden Proteine mit dem Stuhl ausgeschieden. Die Darmlymphgefäße werden durchlässig, weil die Lymphe sich in ihnen staut oder Ulzera der Darmschleimhaut zum Austritt der Lymphe in das Darmlumen führen. Eine angeborene Anomalie der Darmlymphbahnen kann ebenfalls die Ursache sein.

c) Krampfaderbein

Ähnliche Verhältnisse wie beim „Herzödem" haben wir bei Krampfaderbeinen. Auch hier besteht ein höherer intravasaler Druck in den Venen und in den distal gelegenen Venolen und Kapillaren, weil eine Blutsäule, die sonst durch Klappen unterbrochen wäre, einen höheren hydrostatischen Druck ergibt. Also auch hier erhöhte Filtration bei normaler Reabsorption. Der Einstrom der lymphpflichtigen Last in den Venenwinkel jedoch ist nicht behindert.

Nun gibt es Krampfaderbeine, die schlank sind. Bei diesen funktioniert das Lymphgefäß-System ausgezeichnet und ist in der Lage, das Starlingsche Gleichgewicht aufrecht zu erhalten. Es gibt aber auch Krampfaderbeine, die ödematös sind. Bei diesen funktioniert sowohl das Venensystem als auch das Lymphgefäß-System nicht richtig. Letzteres ist überlastet.

Und dann gibt es Krampfaderbeine, die morgens schlank und abends dick sind. Bei diesen ist das Lymphgefäß-System eine Zeitlang in der Lage, überschüssige Flüssigkeit aus dem Gewebe zu entfernen, aber nach einer gewissen Zeit übersteigt die Filtratmenge die Kapazität des Lymphgefäß-Systems, und es kommt zu einem dynamischen Ödem. Diese auf einem erhöhten hydrostatischen Druck im Venensystem beruhenden Ödeme kann man mit ML nicht heilen. Wir behandeln trotzdem Krampfaderbeine, um das Lymphgefäß-System auf seine maximale Leistung zu bringen, d.h. die Transportkapazität des Lymphgefäß-Systems voll auszuschöpfen. Dazu werden andere Therapien kombiniert.

d) Sicherheitsventil-Insuffizienz

Die Sicherheitsventilinsuffizienz wird mit einer plötzlichen Steigerung der lymphpflichtigen Last und einer absoluten Lymphstauung beschrieben. Wenn beide Störungsformen zusammentreffen, ist nicht nur eine quantitative Steigerung des Ödems gegeben, sondern auch eine qualitative bis hin zur Nekrose.

12. Indikationen für die Kosmetik

Die erste Indikation ist zu verhindern, daß das Flüssigkeits-Gleichgewicht im Gewebe umgestürzt wird. Zu jeder Durchblutung gehört eine Drainage, also auch zu jeder Kosmetikbehandlung.

Allgemeine Regeneration ist eine sehr wichtige Indikation. Es empfiehlt sich, in regelmäßigem Turnus 18 Ganzkörperlymphdrainagen zu geben (Begründung siehe Bindegewebe).

Akne ist eine der Hauptindikationen. Zu beachten ist, daß eine Akne am Anfang der Behandlungsserie oft behandelt wird und lange, andernfalls bleibt der Erfolg aus. Behandlungsdauer mindestens $^1/_2$ Stunde pro Sitzung. Auf eine mögliche Verschlechterung der Akne zu Behandlungsbeginn möchten wir an dieser Stelle hinweisen. Es wird hier auf die auführliche Besprechung bei den Kursen durch die Autoren verwiesen.

Alle Stauungszustände wie Rosacea, Couperose, Teleangiektasien, Gesichtsödem, Blutergüsse, die beiden letzteren auch nach Facelifting.

Tränensäcke, soweit es eiweißreiche Ödeme sind.

Dann alle Hautveränderungen, die infolge Eiweißanreicherung im Bindegewebe entstehen oder dies infolge einer chronischen Schädigung haben: Allergien, chron. Ekzeme, Verbrennungen, chron. Entzündungen (Vorsichtsmaßnahmen beachten).

Hebung der allgemeinen Abwehrkraft.

Narben werden weniger sichtbar, flacher und weicher.

Auch bei der Behandlung von alten und frischen Keloiden hat man sehr gute Ergebnisse.

Pannikulose („Cellulite“) ist eine sehr wichtige Indikation. Ob man hier kombinieren kann mit durchblutungsfördernden Mitteln, kommt auf die jeweilige Abflußsituation an. Weiches, schwammiges, wassergefülltes Gewebe verträgt keine Durchblutung gleich welcher Art.

Bei der Schwangerenpflege können Beinödeme durch regelmäßige ML und Striae Gravidarum (Schwangerschaftsstreifen) durch rechtzeitige Hautpflege in Kombination mit ML weitgehend vermieden werden [20]. Bereits bestehende Schwangerschaftsstreifen können durch eine Langzeitbehandlung mit ML gebessert werden.

Eine durch Lymphstau bedingte Hautveränderung (lymphostatisch bedingte Hautveränderung) kann zu der Hauterscheinung „cutis striata lymphostatica“ führen. Im histologischen Bild zeigt sich eine Schädigung der elastischen und kollagenen Fasern. Dies gibt uns das Recht anzunehmen, daß bei rechtzeitiger prophylaktischer ML auch diese Hauterscheinung nicht oder nur in abgeschwächter Form auftritt.

Dicke Beine, schwere Beine, überanstrengte Beine.

Fastenkuren sollten mit ML kombiniert werden. So wird der Haut ihre Straffheit erhalten.

Mastodynie: Damit wird der Spannungszustand in der weiblichen Brust nach der Ovulation beschrieben, der bis hin zum Schmerz gehen kann. Dieser Spannungsschmerz ist unter anderem auch auf eine Lymphstauung zurückzuführen. Eine regelmäßige ML kann hier Erleichterung schaffen.

13. Indikationen für die Physiotherapie

Ich verweise auf das „Kompendium“ der Manuellen Lymphdrainage nach Dr. VODDER von Dr. KASSEROLLER, dem ärztlichen Leiter der Dr.-Vodder-Schule. Außerdem möchte ich noch auf den Band 2 der Reihe „Lehrbuch der Manuellen Lymphdrainage nach Dr. Vodder“ von Frau Dr. Ingrid KURZ hinweisen. In diesem Buch werden die Krankheiten und deren Behandlung mit Manueller Lymphdrainage sehr ausführlich besprochen. Verweisen möchten wir auch auf die Referatebände der Gesellschaft für Manuelle Lymphdrainage nach Dr. Vodder. Sie beinhalten Veröffentlichungen von Referaten, die anläßlich der Fortbildungstage dieser Gesellschaft abgehalten wurden.

14. Relative Kontraindikationen

Bei Schilddrüsen-Überfunktion darf man ML anwenden, jedoch muß man das Gebiet der Schilddrüse meiden. Nicht Profundus-Terminus, sondern Okziput-Terminus behandeln. Allgemein sollen die Behandlungszeiten etwas reduziert werden. Die ML muß als angenehm empfunden werden.

Asthma-bronchiale-Anfälle werden durch einen Vagotonus ausgelöst. Nachdem die ML vagotonisierend wirkt, ist die Gefahr vorhanden, daß durch ML ein Anfall ausgelöst wird. Deshalb gilt bei Asthmatikern: Behandlungen im anfallsfreien Intervall beginnen. Die Behandlungszeiten nicht länger als 45 Minuten ausdehnen. Die Griffe am Sternum weglassen.

Lymphknoten, die einmal von Tuberkulose befallen waren, gehören ebenfalls zu den Kontraindikationen. Es bestünde sonst die Gefahr, daß eingekapselte Bazillen wieder aktiviert werden.

Ödeme infolge von Herzinsuffizienz dürfen nicht behandelt werden. Herzkranke können aber **außerhalb** des Ödembereiches mit ML behandelt werden, z. B. wegen Kopfschmerzen.

Falls ein Nävus eine Präkanzerose darstellt, ist dieser Bereich von der Behandlung mit ML auszusparen.

Während der Menstruation keine Bauchbehandlungen durchführen.

Niedriger Blutdruck: bei solchen Personen darf man anfänglich niemals eine Ganzkörperbehandlung machen, weil diese den Blutdruck noch mehr senken würde. Man beginnt mit kleinen Teilbehandlungen und vergrößert im Laufe der Zeit das Behandlungsgebiet. Wir beobachteten, daß dadurch der Blutdruck stabilisiert wird.

Chronische Entzündung muß mit kurzen Behandlungszeiten und ableitend begonnen werden. Behandelter Krebs: als Folge einer Krebsbehandlung entsteht bedauerlicherweise oftmals ein Lymphödem. Dieses Lymphödem ist eine Indikation für die Manuelle Lymphdrainage, allerdings **nur** für entsprechend ausgebildete Therapeuten.

Bei diesen Krankheitsbildern kann ML gemacht werden, jedoch nur unter Berücksichtigung der Vorsichtsmaßnahmen.

Für Kosmetiker gilt: ÜBERHAUPT KEINE KRANKENBEHANDLUNG!

Bei jeder Erscheinung, die man als unangenehm bezeichnen kann, sollte man sofort aufhören mit der Behandlung, denn es gilt immer: Lymphdrainage nach Dr. VODDER muß als angenehm empfunden werden.

15. Absolute Kontraindikationen

Die absoluten Kontraindikationen sind:

Alle malignen Krankheiten und alle akuten Entzündungen, zu denen auch akute allergische Reaktionen zählen.

Die Begründung ist dieselbe: Sowohl entartete Zellen als auch Bakterien, Viren und Allergene werden über das Lymphgefäß-System verschleppt. Falls ML gemacht würde, könnten diese durch die Lymphknoten hindurchgeschleust werden. Letztlich würden sie dann ins Blut gelangen und hämatogen im ganzen Körper verteilt. Dies wäre eine Katastrophe.

Eine Thrombose gehört ebenfalls wegen der damit verbundenen Emboliegefahr zu den Kontraindikationen.

Das sogenannte „Herzödem“ infolge einer Herzinsuffizienz stellt im Ödembereich eine absolute Kontraindikation dar (siehe: dynamisches Ödem).

16. Behandlungsrichtlinien

Exkurs in den kosmetischen Bereich

Untersuchen wir einmal, was eine Kosmetikerin in ihrem Institut mit ihren Kundinnen macht und welche Wirkungen dies hat:

sie massiert, das hat durchblutungsfördernde Wirkung;
sie macht Kompressen, das hat durchblutungsfördernde Wirkung;
ob warm oder kalt, beide haben durchblutungsfördernde Wirkung;
sie macht Vapozon, das hat durchblutungsfördernde Wirkung;
sie macht Peeling, das hat durchblutungsfördernde Wirkung;
sie macht Reizstrombehandlung, das hat durchblutungsfördernde Wirkung;
sie macht Iontophorese, das hat durchblutungsfördernde Wirkung;
sie macht Durchblutungsmaske, das hat durchblutungsfördernde Wirkung;
sie macht thermische Masken, das hat durchblutungsfördernde Wirkung;
sie macht Bestrahlungen, das hat durchblutungsfördernde Wirkung.

Die Mehrzahl der Behandlungen in einem Kosmetikinstitut sind auf Durchblutung ausgerichtet, eine – physiologisch betrachtet – sehr einseitige Behandlung. Denn Durchblutung ist zwar wichtig, weil damit Nahrungs- und Sauerstoff ins Gewebe kommen, es kommt aber auch Wasser ins Gewebe. Durchblutung öffnet die Kapillaren, damit wird mehr filtriert. Ein Ausgleich dafür wäre eine ML, weil sie die überschüssige Flüssigkeit wieder aus dem Gewebe abtransportiert. Eine richtige Vorgangsweise ist: zuerst Durchblutungsförderung, dann Lymphdrainage. Damit wird den Zellen Nahrung angeboten, die schnell zu den Zellen kommt, weil die Transitstrecke und damit auch die Diffusionszeit kurz ist.

Behandlungsrichtlinien z. B. bei

Entzündungen

Nachdem Entzündungen neben den Ödemen verschiedener Genese zu den Hauptindikationen zählen, soll hier darüber gesprochen werden, welche Entzündungen eine Indikation und welche eine Kontraindikation darstellen.

Eine Entzündung hat fünf Erkennungsmerkmale: die *Rötung* kommt von einer erhöhten Durchblutung, die *Schwellung* kommt von einer höheren Permeabilität der Kapillarwand und dem daraus resultierenden erhöhten Exsudat, ebenso die *Hitze.* Der Ausstoß von Histamin aus den Mastzellen macht die *Schmerzen,* dazu kommt noch die *Funktionseinschränkung* des entzündeten Gebietes.

Eine Entzündung hat immer die gleiche Verlaufsform. Sie ist die Antwort des Körpers auf einen Reiz oder Schädigung. Es spielt dabei keine Rolle, ob es sich um eine Verletzung, eine Verbrennung, um Bakterien oder Allergene handelt. Je nach Reaktion des Gewebes heilt die Entzündung aus oder es kommt zur Narbenbildung bzw. zur chronischen Form der Entzündung bzw. auch zum Gewebszerfall. Die Entzündung spielt sich im lockeren Bindegewebe ab. Der Verlauf einer Entzündung sei hier nur kurz beschrieben. Die ersten Erscheinungen ist die Histaminausschüttung, die den pH-Wert der Grundsubstanz verschiebt. Sie wird sauer. Die Arteriolen öffnen sich, die Blutkapillaren werden weitgestellt. Es kommt zu einer erhöhten Wandpermeabilität. Die Schmerzrezeptoren werden gereizt. Die Viskosität des Blutes erhöht sich, und schließlich kommt es zu einem Stillstand (Stase). Die Folge ist eine Schwellung. In dieses veränderte Gewebe wandern Leukozyten ein und versuchen, die Krankheitserreger zu phagozitieren. Bereits nekrotisches Gewebe wird ebenfalls phagozitiert. Die Phagozyten gehen zugrunde und werden zusammen mit der verflüssigten Grundsubstanz als Eiter ausgeschieden oder aber von Makrophagen abgebaut. Jetzt wandern Lymphozyten in dieses Gebiet ein und schalten die entzündungsauslösenden Antigene aus. Die Antigen-Antikörperkomplexe werden schlußendlich von eosinophilen Granulozyten beseitigt. Damit ist die Entzündung ausgeheilt. Nicht alle Phasen der Entzündung müssen durchlaufen werden. Es ist durchaus möglich, daß zu Beginn einwandernde Leukozyten die Entzündung schon zum Abklingen bringen. Falls die Antigene nicht völlig abgebaut werden oder die akute Phase in geschwächter Form abläuft, können störende Faktoren zurückbleiben. Das führt zu einer chronischen Entzündung.

Die Lymphgefäße reagieren anders als die Blutkapillaren. Im Entzündungszentrum erweitern sich die Blutkapillaren, aber auch die Lymphgefäße. Proximal (herzwärts) vom Entzündungsherd dagegen verschließen sich die Lymphgefäße spastisch, d.h. der Lymphtransport aus dem Entzündungsgebiet ist unterbrochen. Diese Reaktion kann lebensrettend sein, dann nämlich, wenn eine Entzündung durch toxische Substanzen zustande kommt. Diese sind an Eiweiß gebunden und lymphpflichtig und würden letzten Endes zu einer Blutvergiftung führen, falls dieser Mechanismus nicht die entzündungsunterhaltenden oder -auslösenden Substanzen arretiert, bis das Phagozytosesystem die toxischen Substanzen aufgefressen und abgebaut hat. Daraus ergibt sich, daß bei einer akuten Entzündung, die von Giften, Bakterien, Viren oder auch Allergenen hervorgerufen wird, eine ML kontraindiziert ist. Die Toxine würden womöglich durch die Lymphknoten hindurchgeschoben, ohne vorher von unserem Immunsystem eliminiert zu werden. Sie kämen dann ins Blut, was – wie bereits erwähnt – eine Blutvergiftung ergeben würde. Falls wir eine Entzündung ohne Toxine, Bakterien, Viren haben, beispielsweise durch eine Reizung (Epicondylitis [Tennisarm], Sehnenscheidenentzündung o.a. oder eine chronische Entzündung, bei der die krankmachenden Stoffe weitgehend abgebaut sind), ist ML die Therapie der Wahl. Als Behandler hat man deshalb immer nach obigen Gesichtspunkten abzuwägen, ob ML die Entzündung verbreiten oder abbauen wird.

Kommt durch die Behandlung mit ML das lockere interstitielle Bindegewebe in einen Normalzustand, d.h. sind alle krankmachenden und krankheitsunterhaltenden Stoffe aus dem Bindegewebe abtransportiert, ist die Entzündung, die sich ja im Bindegewerbe abspielt, ausgeheilt. Bei dem normalisierten Bindegewebe ist auch das Kapillarfiltrat wieder normalisiert. Die Übersäuerung ist abgebaut.

Akne

Die Akne in ihren verschiedenen Erscheinungsformen stellt ein erhebliches Problem für eine Kosmetikerin dar. Die Ursachen sind so vielfältig, daß sie von der Kosmetik her nicht so behandelt werden können, daß man sagt: zuerst einmal wollen wir die Ursache beseitigen, bevor die Erscheinungsform behandelt wird. Man bräuchte dazu Ärzte aus verschiedenen Fachbereichen.

Von unserer Sicht aus ist die Akne eine Anhäufung von Entzündungen der Haarfollikel, die dadurch entstehen, daß der Talg sich in Fettsäure verwandelt. Dabei ist das Bakterium Corynum beteiligt, ebenso Staphylokokkus albus. Die Zeichen einer Entzündung sind Rötung, Schwellung, Schmerz und Hitze. Fast alle Formen der Akne tragen diese Zeichen. Mit der ML hat man bei der Behandlung der Akne einen ausgezeichneten Erfolg, wenn man gewisse Kriterien beachtet: Anfangs muß die Akne täglich behandelt werden mit einer jeweils halbstündigen Behandlungsdauer. In der 1. Woche mindestens 5mal, in der 2. Woche mindestens 3mal, in der 3. Woche 2mal usw. Vorher macht man jeweils eine Durchblutungsmaske (nicht jedes Mal reinigen!). Das Gesicht nicht mit Seife waschen, keinen Alkohol verwenden, sondern mit hydrophilem Öl waschen, wenn möglich 3mal täglich. Eine gute Verdauung und gute Eßgewohnheiten – eventuell Diät – sollten angestrebt werden. Viel trinken – Wasser oder Kräutertee. Wenn man diese Prinzipien beachtet, dürfte die Akne zu beseitigen kein großes Problem sein, außer einem Zeitproblem, d. h., eine Akne muß intensiv und lange behandelt werden, will man Erfolg haben. Bei den ersten Behandlungen ist eventuell (wie schon erwähnt) mit einer Verschlechterung des Erscheinungsbildes der Akne zu rechnen.

Falls Akne an Brust oder Rücken zu behandeln ist, applizieren wir gut warme Kompressen mit Zinnkrauttee 10 Min. lang, danach $^1/_2$ Std. ML mit erklassigem Erfolg.

Zellulitis/Cellulite (Panniculopathia-oedemato-fibrosclerotica) [46]/ Adipositas

Unter Zellulitis versteht man landläufig die Erscheinung auf der Haut, die mit Dellen einhergeht bzw. als „Orangenhaut“ bezeichnet wird. Hier muß grundsätzlich unterschieden werden zwischen „Adipositas“ und der Panniculopathia-oedemato-fibrosclerotica (der sog. Zellulitis). Bei Frauen findet man oft eine Anhäufung von Fettzellen am Bauch und an der seitlichen äußeren Seite des Oberschenkels. Das ist eine Eigenart des weiblichen Körpers. Die Anschauung darüber, was schön ist und was nicht, hat sich ja in der Vergangenheit wesentlich geändert. Wenn wir z. B. die Bilder von RUBENS anschauen, so sind alle seine Frauengestalten mit einer massiven „Zellulitis“ dargestellt. Ob es sich dabei um adipöse Gestalten handelte, oder ob diese Frauen wirklich unter der sogenannten Zellulitis litten, kann man aus dem Erscheinungsbild nicht ersehen. Bei der Adipositas ist die ML mit Erfolg einzusetzen. Es müssen jedoch noch andere Maßnahmen ergriffen werden, insbesondere eine Reduktion der Nahrungszufuhr. Vitamine sind sehr wichtig, denn die als Fett deponierte Nahrung benötigt Vitamine zur Verbrennung. Die Nahrungsaufnahme muß so gedrosselt werden, daß der Körper die Fettdepots abbaut und in Energie umwandelt. Es können gymnastische Übungen gemacht werden, die den Zweck haben, das betroffene Gewebe in einen Spannungszustand zu bringen. Als hilfreich hat sich tägliche Ölwäsche mit hydrophilem Öl gezeigt, was einer Kneippschen Anwendung ähnelt. Ob die ML mit einer durchblutungsfördernden Maßnahme kombiniert werden kann, hängt von dem Tastbefund des Gewebes ab. Fühlt es sich weich und schwammig an, wäre eine Durchblutungsförderung falsch, weil dadurch das bereits wassergefüllte Gewebe, das offensichtlich unter Abflußschwierigkeiten leidet, noch mehr mit Wasser angeschoppt würde. Fühlt sich das Gewebe jedoch fest an, handelt es sich um soliden Speck. Hier kann eine durchblutungsfördernde Maßnahme bedenkenlos eingesetzt werden. Anschließend wird ML gemacht. Es ist dann nicht zu befürchten, daß bei einer Gewichtsabnahme die Haut schlaff wird, weil wir gezielt diese Gebiete behandeln. Im Gegenteil, es hat sich gezeigt, daß der Tonus des Gewebes sich durch ML erhöht.

Die sogenannte „Zellulitis“, also wie die Medizin sagt: die Panniculopathia oedemato-fibrosclerotica, ist laut CURRI [46] ein pathologischer Zustand des Fettgewebes. Bei Zellulitis darf man nicht von Fettanhäufung sprechen, es handelt sich hier um eine Verwirrung der Struktur des Fettgewebes. Bei der Zellulitis ist die Menge des Fettgewebes normal. Die Vergrößerung des örtlichen Volumens ist wohl zurückzuführen auf die Bildung von Mikro- und Makronoduli, also kleinerer oder größerer Knötchen. Außerdem vermehren sich die Fasern, die die Fettzelle umgeben. Es sollte darauf hingewiesen werden, daß es sich bei der „Zellulitis“ um eine Erkrankung des Fettgewebes handelt. Dies kann sowohl bei einer dicken wie bei einer normalen oder mageren Person entstehen. „Zellulitis“ hat immer auch mit Venenstau und in vielen Fällen mit einem Lymphstau zu tun. In den ersten Stadien der „Zellulitis“ hat man noch keine venöse Insuffizienz, sondern eine erhöhte Kapillarpermeabilität. Eine gestörte Kapillarpermeabilität ist nicht primär durch eine Endothelschädigung bedingt, sondern durch eine Störung des perikapillären Gewebes, d. h. der Grundsubstanz und ihrer Zusammensetzung. Dadurch beginnt langsam sich ein Ödem im Fettgewebe, also im Interstitium des Fettgewebes, zu bilden, das die Fettzellen auseinander drängt. Wie reagiert nun das Fettgewebe auf diese Überschwemmung? Die Fettzellen werden teilweise zerstört, so daß das Fett sich mit der sie umgebenden Flüssigkeit vermischt. Jede Fettzelle ist von retikulären Fasern umhüllt, und diese Fasern verdicken und vermehren sich und bilden eine Art Kapsel. Diese Fasern wandeln sich dann in kollagene Fasern um und führen im Laufe der weiteren Entwicklung der „Zellulitis“ zu einem sklerotischen Bindegewebe. Wir haben Knötchenbildung. Wenn nun mehrere dieser kleinen Knötchen sich zu einem größeren verschmelzen und von einer dicken bindegewebigen Kapsel eingehüllt werden, können wir diese Knoten tasten. Dies jedoch stellt bereits das Endstadium des Prozesses dar.

CURRI teilt die „Zellulitis“ in vier Stadien ein:

1. Überschwemmung des Interstitiums
2. Vermehrte Pastosität, d. h. das Gewebe wird weicher
3. Viele kleine Knötchen und einige große Knoten (Makronoduli). Hier kann man bereits untersuchende Griffe machen, und zwar muß man eine Hautfalte fest zupacken und sie 3–4 Sekunden pressen, wenn man dann losläßt, empfindet der Patient Schmerzen.
4. Im 4. Stadium gibt es in den meisten Fällen die sogenannte Orangenhaut, hier kann man Knoten fühlen, und es tut weh.

Es sollte jedoch darauf hingewiesen werden, daß diese vier Stadien sich nicht gleichmäßig entwickeln. Es ist durchaus möglich, daß alle Stadien sich im gleichen Gebiet zur gleichen Zeit befinden. Und dieser Umstand gibt uns die Berechtigung zu sagen, daß wir bei der „Zellulitis“ mit Manueller Lymphdrainage noch sehr gute Erfolge erzielen. Das 3. und 4. Stadium der Zellulitis, so wie es CURRI beschreibt, ist ein Endstadium und kann durch keine Therapie verändert werden. Da wir aber alle Stadien nebeneinander finden, ist es immer richtig, ML anzuwenden, da der Zustand ja mit einer Inundation des Interstitiums beginnt, d.h. es ist immer ein Ödem damit verbunden. Die „Zellulitis“ ist in keinem Fall eine Entzündung. In sehr vielfältiger Weise sind die Beziehungen zwischen kleinsten Gefäßen und Gewebe gestört. Hier muß man an venöse Stauungen denken und auch an den Einfluß der Pille. Die Wirkung der weiblichen Hormone auf die Grundsubstanz des Bindegewebes ist bekannt. Die Östrogene polymerisieren die Hyaluronsäure der Grundsubstanz; Progesteron oder auch Testosteron depolymerisieren und zerstören die Kette der Hyaluronsäure. Man kann sich vorstellen, daß im Zyklus eine Art Gleichgewicht besteht. Dieses Gleichgewicht wird aber empfindlich durch die Pille gestört. CURRI [46] hat im Versuch nachgewiesen, daß durch ML mit gleichzeitiger Anwendung der Creme Celuvase eine deutliche Besserung des Zustandes herbeigeführt wird. Es handelt sich dabei um effektive und von Nebenwirkungen absolut freie Behandlungsmethoden.

Lipödem

Nun noch ein Wort zum Lipödem. Es handelt sich dabei um symmetrische, reithosenartige Fettablagerungen besonders an den Beinen, aber auch an den Armen. Füße und Hände sind normal (ödemfrei). Die Übergänge zwischen Lipödem und Zellulitis sind fließend. Nach einer gewissen Zeit kann sich zusätzlich auch das Bild einer Zellulitis entwickeln. Beim Lipödem sind oft Knoten zu sehen und zu tasten. Auch das Lipödem spricht auf eine Behandlung mit ML sehr gut an. Viele der Patienten, die an Lipödem leiden, klagen über Schmerzen, besonders bei Belastung der Beine. Eine Bandagierung der Beine wäre notwendig, kann aber oft wegen der Schmerzen oder der Unverträglichkeit erst nach einigen ML-Behandlungen angebracht werden. Das Lipödem kann durch eine venöse Insuffizienz oder eine beginnende lymphatische Komponente verschlechtert werden.

Zwischen einer Adipositas, die eine allgemeine Fettablagerung ist, und einem lokalisierten Lipödem gibt es einen großen Unterschied. Man kann eine Lipödempatientin auf eine Nulldiät setzen. Sie wird am ganzen Körper abnehmen, aber das Lipödem wird sich nicht verändern. Die theoretischen wissenschaftlich untermauerten Erkenntnisse gaben uns die Richtschnur dafür, wie solche Patienten behandelt werden müssen: Als Basisbehandlung rangiert mit höchster Wertigkeit die Manuelle Lymphdrainage nach Dr. VODDER. Dazu kombinieren wir in angebrachten Fällen Kompressionsverbände und Hydrotherapie.

Zahnschmerzen

Durch ML kann man unter Umständen Schmerzen im Zahn-Kiefer-Bereich hervorrufen. Dann nämlich, wenn Patienten im Kieferbereich beherdet sind. Bei abgetöteten Zähnen können sich Granulome bilden, die durch ML aktiviert werden und sich schmerzhaft melden. Bei gezogenen Eiterzähnen, bei denen der Kieferknochen nicht mitbehandelt wurde, können sich Restostitiden bilden, die ebenfalls auf ML reagieren können. Andererseits können bestehende Zahnschmerzen, je nach Ursache, durch ML beseitigt werden.

Beachtung der Außentemperatur

Ein Behandler muß sogar die Außentemperatur berücksichtigen, wenn ein Patient behandelt wird, da die Außentemperatur die Hautkapillaren beeinflußt.

Die Temperatur im Körper wird durch das Blut reguliert. Um bei extremen Außentemperaturschwankungen (Winter –20°, Sommer +30° C) eine konstante Körpertemperatur aufrecht zu erhalten, hat der Körper gewisse Regulationsmechanismen. Bei Kälte zirkuliert das Blut möglichst im Innern des Körpers, um Wärmeverluste zu vermeiden. Bei hoher Außentemperatur bringt er das Blut unter die Haut und stellt dazu die Kapillaren weit. Dadurch wird viel Wärme abgegeben. Durch die weitgestellten Kapillaren entsteht aber auch eine große Filtratmenge. Dies muß bei einer Behandlung beachtet werden. Werden an heißen Tagen viele durchblutungsfördernde Maßnahmen durchgeführt, besteht die Gefahr, daß das Starlingsche Gleichgewicht umgestürzt wird. Im Sommer also weniger durchblutungsfördernde Behandlungen machen und dafür mehr ML. Im Winter kann dagegen umgekehrt vorgegangen werden.

Iontophorese

Will man das Einschleusen von Wirkstoffen mittels Iontophorese zur ML kombinieren, muß man folgende Überlegungen anstellen: ML zu machen nach einer Iontophorese ist wenig sinnvoll, weil die eingeschleusten Stoffe durch ML wieder aus dem Gewebe abtransportiert werden würden. Andererseits erweitert galvanischer Strom, mit dem Iontophorese gemacht wird, die Kapillaren, so daß es zu einer erhöhten Durchblutung kommt. Erhöhte Durchblutung ergibt vermehrtes Filtrat im Bindegewebe. Also müßte ML nach einer Iontophorese gemacht werden, um das Starlingsche Gleichgewicht zu wahren. Um die Wirkung einer Iontophorese nicht zu gefährden, soll man deshalb keine ML dazu kombinieren. Bei Personen, die Ödeme haben oder zur Ödembereitschaft neigen, wäre eine Iontophorese fehl am Platz. Sie merken das wieder einmal am Tastbefund. Weiches, schwammiges, schwaches Bindegewebe ist jedenfalls ödemgefährdeter als straffes. Es ist deshalb immer sehr problematisch, bei Ödemgefährdeten eine Iontophorese zu machen, wie es oftmals bei der sog. „Zellulitis" gemacht wird.

Streß und Manuelle Lymphdrainage nach Dr. Vodder

Lassen Sie mich noch etwas über das Phänomen *Streß* [[33]] sagen. Ursprünglich ist Streß eine sinnvolle, lebensbeschützende Alarmreaktion, die uns befähigt, in Gefahrensituationen blitzschnell entweder durch Angriff oder Flucht zu reagieren.

In der zivilisierten Welt ist der Streß entartet, weil wir den Stressoren tagein-tagaus ausgesetzt sind und uns ihnen nicht entziehen können. Dadurch können schwerste körperliche Schäden und Krankheiten auftreten, weil wir den sogenannten „Streßmechanismus" nicht ausleben können. Im Augenblick der Streßsituation verändern sich nämlich schlagartig die Gehirnwellen. Dies wirkt über den Hypothalamus direkt auf das vegetative Nervensystem. Der Sympathikus setzt den Organismus in Alarmbereitschaft, das bedeutet: höherer Blutdruck, erhöhter Puls, das Fluchthormon Adrenalin wird ausgeschüttet, ebenso das Aggressionshormon Noradrenalin. Fett- und Zuckerreserven werden mobilisiert. Abgeschwächter Hautwiderstand infolge erhöhter Schweißabsonderung durch Angstzustand ist die Folge. Die normale Reaktion auf Streß ist das Umsetzen in Bewegung, also Flucht, Angriff oder einen anderen Energieeinsatz, wie z. B. Schreien. Das bringt wieder eine normale vegetative Lage zustande.

Der „moderne" Streß, der abgeschwächt aber ständig auf uns einwirkt, wird nicht abgebaut, weil eine Reihe von zivilisatorischen Auflagen diese instinktiven Impulse unterbinden. Dies wiederum schädigt den Kreislauf, den Verdauungstrakt, das Immunsystem. Muskeln, Gelenke und Lungen werden durch Ablagerungen und beschleunigten Alterungsprozeß geschädigt. Gleichzeitig wird die Empfindlichkeit gegenüber anderen Stressoren erhöht. Wenn die ungenützten Brennstoffe nicht gebraucht werden, wandeln sich die Fettsäuren in Cholesterin um und werden in die Gefäßwände eingebaut. Die Folge ist Arteriosklerose. Durch Verschiebung des Hormonhaushaltes entstehen Störungen im vegetativen System, z. B. erhöhte Kreislaufbelastung und erhöhtes Infarktrisiko. Der Magen wird zu erhöhter Salzsäureproduktion angeregt, der Darm neigt zu Verkrampfungen. Es ändert sich sogar die Struktur des Kollagens im Bindegewebe.

Nachdem nun die Manuelle Lymphdrainage eine sympathikolytische Wirkung hat, ist sie imstande, Streßreaktionen abzubauen und dadurch mitzuhelfen, daß Streß uns nicht krank macht.

Das wäre die rein nervlich wirkende Seite der Manuellen Lymphdrainage. Durch die gewebsdrainierende, entschlackende Wirkung auf das lockere Bindegewebe rechne ich mir aber auch aus, daß die durch die Streßreaktion aktivierten Hormone wieder abgebaut und abtransportiert werden. Ein alter Spruch von VODDER: „Lymphdrainage normalisiert."

Wenn man von Bindegewebe spricht, sollte man immer gleichzeitig an das Bindegewebe der Gefäßwände denken. Hier wirkt die Manuelle Lymphdrainage ebenso wie im lockeren Bindegewebe. So gesehen ist die Manuelle Lymphdrainage eine Rehabilitationsmaßnahme ersten Ranges.

Besonders bei akuten Belastungen, wie in Streßsituationen kommt es zu stärkster Lymphoklasie in Lymphknoten und anderen lymphatischen Organen.

Unter Lymphoklasie allgemein versteht man den Abbau von Lymphozyten durch Makrophagen des Retikulo-endothelialen bzw. -histiozytären Systems. Klasma(zy)tose bezeichnet den Vorgang der Phagozytose von überalterten und/oder geschädigten Lymphozyten durch Klasmatozyten. In den Keimzentren der Lymphknoten und der Milz findet also nicht nur Lymphopoese (Lymphozytenbildung) statt, sondern auch Lymphoklasie (Lymphozytenabbau).

Narben

Narben werden aus Bindegewebe gebildet. Dabei kommt es oftmals zu überschießenden Reaktionen, was zu Keloidbildung führt. Diese Keloide sind höher als das normale Hautniveau, sie enthalten mehr Wasser und lösliches Kollagen als normale Narben. Sowohl bei Schnittnarben als auch bei großflächigen Narben kann diese überschießende Narbenbildung verhindert bzw. abgebaut werden durch die regelmäßige Applikation der ML. Auch die Rotfärbung der Narbe blaßt durch ML-Behandlung ab. Entlang von frischen Schnittnarben und auch am Rande von großflächigen Brandnarben besteht ein Ödem. Dieses abzudrainieren ist eine wichtige Aufgabe. Das Ziel dieser Behandlung ist: die Narbe stabil und elastisch zu machen, Schrumpfungen zu verhindern, sie zu revaskularisieren, Verfärbungen abzubauen, sie dem normalen Hautniveau anzugleichen, Fibrosestränge abzubauen und das die Narbe umgebende Gewebe zu normalisieren, d.h. in den meisten Fällen zu entödematisieren. Normalerweise wird Narbengewebe dem Hautlymphabfluß entsprechend behandelt. Ausnahmen werden bei der Therapie von sekundären Lymphödemen nach CA-Operationen oder nach Verbrennungen 3. Grades gemacht. HUTZSCHENREUTER hat im Versuch festgestellt, daß, wenn Narben mit Manueller Lymphdrainage behandelt werden, die

Revaskularisierung wesentlich schneller vonstatten geht. Bei großflächigen Narben empfiehlt es sich, in regelmäßigen Abständen Ganzkörperbehandlungen zu machen. Dadurch wollen wir das Organ „Bindegewebe“ beeinflussen, was sich günstig auf die Regeneration der Narbe auswirkt.

Eine Beobachtung, die in Mittelamerika gemacht wurde, möchte ich Ihnen nicht vorenthalten: Bei dunkelhäutigen Menschen sind Narben weiß, was natürlich besonders auffällt. Werden diese Narben mit ML behandelt, setzt eine Pigmentierung [42] ein und die Narbe färbt sich entsprechend der Hautfarbe ein.

B) Praktischer Teil

1. Art der Massage

Die Manuelle Lymphdrainage nach Dr. VODDER kann man in die großflächige, klassische Massage einordnen. Die Handgriffe ähneln bei grober Betrachtungsweise sogar den depletorischen Griffen der klassischen Massage. Beim Studium der ML stellt es sich jedoch heraus, daß die Technik viel diffiziler ist, und daß es sich um Griffe handelt, die bei keiner klassischen Massagetechnik angewandt werden. Alle Massagetechniken haben eines gemeinsam:

Durch die Hautberührung werden Rezeptoren erregt, was eine bestimmte Reaktion zur Folge hat. Welche Rezeptoren erregt werden und welche Wirkung dies hat, kommt auf die Art der Hautberührung an.

Um die Wirkung der Manuellen Lymphdrainage nach Dr. VODDER zu erzielen, wird vorausgesetzt, daß diese Methode in ihrer Originalität appliziert wird, wie sie in der Dr.-Vodder-Schule Walchsee original gelehrt wird.

Wir unterscheiden 4 verschiedene Griffe:

a) Stehende Kreise

Die Finger werden flach auf die Haut gelegt. Die Haut wird kreisförmig verschoben, entweder als „stehende Kreise" auf der gleichen Stelle oder spiralig fortschreitend. Diese Griffe werden hauptsächlich bei der Behandlung des Halses, des Gesichts und der Lymphknoten angewandt. Man variiert diese stehenden Kreise am Körper und an den Extremitäten in der Weise, daß man – 5 Kreise auf einer Stelle – Kreise macht mit „Hand auf Hand" oder 8 Finger nebeneinender. Im 2. Fall können die Finger zusammen in dieselbe Richtung drehend die Haut kreisförmig verschieben oder wechselweise. Die Druckrichtung wird durch die Lymphabflüsse bestimmt. Die Finger liegen flach auf, evtl. die ganze Hand. Jeder dieser Kreise wird ausgeführt mit einer ins Gewebe gehenden stufenlosen Druckzunahme und einer ebenso stufenlosen Druckabnahme.

b) Pumpgriff

Bei diesem Griff zeigen die Handflächen zum Fußboden. Daumen und Finger bewegen sich zusammen in dieselbe Richtung; sie verschieben die Haut in ovalen Kreisen. Diese Bewegung des Daumens und der Finger wird gesteuert durch das sich extrem bewegende Handgelenk. Die Finger sind gestreckt, die Fingerspitzen haben keine Funktion. Das Handgelenk bewegt sich scharnierartig. Das Vorwärtsbewegen der Finger geschieht mit Druck (Handgelenk senkt sich dabei), das Vorwärtsbewegen des Handgelenks ohne Druck.

c) Schöpfgriff

Im Unterschied zum Pumpgriff zeigt hier die Handinnenfläche himmelwärts. VODDER bezeichnet die Bewegung als „gebende Bewegung". Durch das rotierende Handgelenk kommt eine korkenzieherartige Bewegung der Handgelenk-Hand-Einheit zustande. Die Finger sind gestreckt und schwingen in der Druckphase körperwärts, die Handinnenfläche liegt voll an, mit Druck ein und ohne Druck aus. Der Umdrehungspunkt ist das Grundgelenk des Zeigefingers, wobei in der Druckphase alle Grundgelenke Hautkontakt haben.

d) Drehgriff

Dieser Griff wird an relativ ebenen Körpergebieten angewandt und setzt sich aus verschiedenen Bewegungsabläufen zusammen. Das Handgelenk hebt und senkt sich. Beim Senken wird es gleichzeitig von außen nach innen eingeschwungen, die ganze Handfläche liegt auf der Haut auf und dreht diese spiralig ein, mit Schub nach vorne. Der Daumen macht ebenfalls eine Kreisbewegung in Richtung Lymphabfluß der Haut. Diese Bewegungen werden in der Druckphase gemacht. In der drucklosen Phase hebt man das Handgelenk, die 4 Finger wandern gestreckt etwas weiter, der Daumen bleibt stehen.

Aus diesen 4 Griffen setzt sich die ML zusammen. Sie können bei der Behandlung auch kombiniert eingesetzt werden. Aus der Beschreibung ergibt sich, daß die ML nach Dr. VODDER sich aus einer Kombination von runden oder ovalen, kleinen oder großen, tiefen oder flachen Kreisbewegungen zusammensetzt, wobei die Haut verschoben und nicht über die Haut gestrichen wird. Aus didaktischen Gründen wird dieses Prinzip in den Grundkursen großzügig gehandhabt, damit sich die Richtung der Bewegungsabläufe leichter einprägt. In weiterführenden Kursen werden dann die Handgriffe in exakter Ausführung eingeübt.

e) Dosierung der Massage

Die Dauer einer Behandlung eines Körperteils, die Anwendung einer bestimmten Druckstärke, die Schnelligkeit der Bewegungsabläufe können erklärt werden, sind aber nicht lehrbar. Insofern ist der theoretische Unterricht auch nur ein Hilfsmittel, um die Wirkung der ML zu erklären und den Boden zu bereiten, den Wert und die Einsetzbarkeit der ML in der physikalischen Therapie und in der Gesundheitsvorsorge verständlich zu machen. Die Dosierung der ML ist jedoch an das Fingerspitzengefühl und die Intuition des Behandlers gebunden und ist nicht lehrbar, weil in der Praxis jeder Fall etwas anders liegt.

BERTA BOBATH schrieb 1984 über das BOBATH-Konzept: „Soviel wir auch gelernt und verändert haben und fortfahren, beides weiterhin zu tun, muß festgehalten werden: das allem zugrunde liegende Konzept hat sich nicht verändert. Jeder Therapeut arbeitet anders mit seinen Erfahrungen und seiner Persönlichkeit. Das ist gut und kreativ. Aber wir alle bauen unsere Behandlung auf demselben Konzept auf. Und dieses Konzept ist so weitreichend und offen, daß es uns ermöglicht, weiter zu lernen und der kontinuierlichen Entwicklung wissenschaftlicher Forschung – auch bei Veränderung der klinischen Bilder – folgen zu können“. Diese Aussage möchten wir voll auf die Manuelle Lymphdrainage nach Dr. VODDER angewandt wissen. Aus dieser Sicht heraus muß die Beschreibung der ML gesehen und verstanden werden.

Da die Wirkung der ML zum Großteil aus einer mechanischen Verschiebung von Flüssigkeiten und darin befindlicher Stoffe besteht, ist es notwendig, daß die von VODDER entwickelten Griffe exakt gemacht werden. Die Erfahrung lehrt: je exakter die Grifftechnik, desto besser die erwünschte Wirkung. Die Anwendung eines bestimmten Druckes hängt vom Zustand des Gewebes ab. Man könnte sagen: je weicher das Gewebe, desto weicher muß der Massagedruck sein.

f) Umweltbedingungen für eine optimale Behandlung

Zu einer optimalen Behandlung gehören auch gewisse Umweltbedingungen, damit außer der mechanischen Wirkung noch die nervliche Wirkung der ML voll zur Geltung kommt und nicht von äußeren Einflüssen gestört wird:

1. Gespräche während der Behandlung lenken ab. Sie verhindern eine vegetative Umstimmung. Der Patient soll sich auf das Hauterlebnis konzentrieren; dann werden vegetative Umstimmungen über die Hautsinne ausgelöst.

Dasselbe gilt für die Unterbrechung der Behandlung, weil z. B. das Telefon klingelt, ein neuer Patient kommt, Lärm gemacht oder sonst irgendwie die Ruhe des Patienten gestört wird.

2. Die Lagerung des Patienten soll angenehm sein, nicht zu weich, daß er einsinkt, keinesfalls aber zu hart.

3. Es soll nicht zu warm und nicht zu kalt sein, sondern behaglich der Entspannung dienend. Die Indifferenztemperatur für die Wärme- und Kälterezeptoren der Haut ist 33 ° C.

4. Der Patient darf nicht geblendet werden von zu großer Helligkeit der Beleuchtungskörper.

5. Die Hautberührungszonen dürfen weder zu glatt noch als rauh oder feucht empfunden werden. Empfehlenswert ist es, ab und zu 2–3 Tropfen Öl bei der Behandlung einzelner Körperteile zu verwenden. Dadurch wird die Feuchtigkeit der Haut ausgeglichen. Keinesfalls darf so viel Öl genommen werden, daß man über die Haut gleitet wie z. B. bei der klassischen Massage.

g) Grundsätzliches

In den nachstehend aufgeführten Punkten werden gewisse Prinzipien dargelegt, die der ML eigentümlich sind.

1. Das proximale Gebiet wird vor dem distalen behandelt. Das proximale Gebiet muß vorher entleert werden, es soll Platz sein für die von distal nachströmende Flüssigkeit.

2. Die ML schreibt eine gewisse Druckstärke vor bzw. begrenzt die Druckstärke auf ca. 30–40 Torr. Der Druck muß sich dem jeweiligen Gewebedruck anpassen. In pathologischen Fällen können jedoch wesentlich höhere Drücke angewandt werden.

3. Jede Kreisbewegung hat eine unterschiedliche Druckstärke. Sie variiert von 0 bis ca. 20–30–40 Torr, je nachdem wie der Tastbefund ausfällt und ist stufenlos gleitend. Dadurch entsteht eine Pumpwirkung im Gewebe.

4. Die Druckrichtung richtet sich nach den abführenden Lymphgefäßen der Haut.

5. Die Griffe und Griffvariationen wiederholen sich rhythmisch, meistens 5–7mal, entweder an der gleichen Stelle als „stehende Kreise“ oder spiralig fortschreitend. Weniger oft hat keinen Nutzen, weil die träge Flüssigkeit des Gewebes eine gewisse Einwirkungszeit benötigt, um zu reagieren.

6. Die Druckphase eines Kreises dauert länger als die Entspannungsphase.

7. Normalerweise darf keine Hautrötung entstehen.

8. ML darf keine Schmerzen machen.

9. Wir machen Kreise mit der Haut und nicht auf der Haut.

Griffreihenfolge

I. Behandlung des Halses (von vorne ausgeführt)

Alle Kreisbewegungen der Hand bzw. der Finger gehen der Kleinfingerseite zu.

1. Effleurage: 5 fächerförmige Striche mit flachem Daumen über dem Sternum beginnend seitwärts. Der letzte Strich geht entlang der Clavicula (Schlüsselbein).
2. Halslymphknotenentleerung: Stehende Kreisbewegungen über den Lymphknoten von Profundus bis Terminus, je 5 Kreise auf einer Stelle (3mal).
3. Okziput: Stehende Kreisbewegungen vom Nackenbein der HWS folgend bis zum Terminus (3mal).
4. Stehende Kreisbewegungen von Kinnspitze bis Profundus, von dort bis Terminus (3mal).
5. Gabelgriff: Stehende Kreisbewegungen vor (Parotisgebiet) und hinter den Ohren, Profundus bis Terminus (3mal).
6. Schulter: Stehende Kreisbewegungen mit Bewegung der Schulter vom Akromion über Trapeziusrand bis Terminus (3mal).
7. Stehende Kreisbewegungen mit Bewegung der Schulter vom Akromion entlang des Schlüsselbeins (flache Finger auf Haut über Akromioklaviculargelenk) bis Terminus (3mal).
8. Stehende Kreisbewegungen von Profundus bis Terminus (1mal).
9. Abschlußeffleurage (1mal).

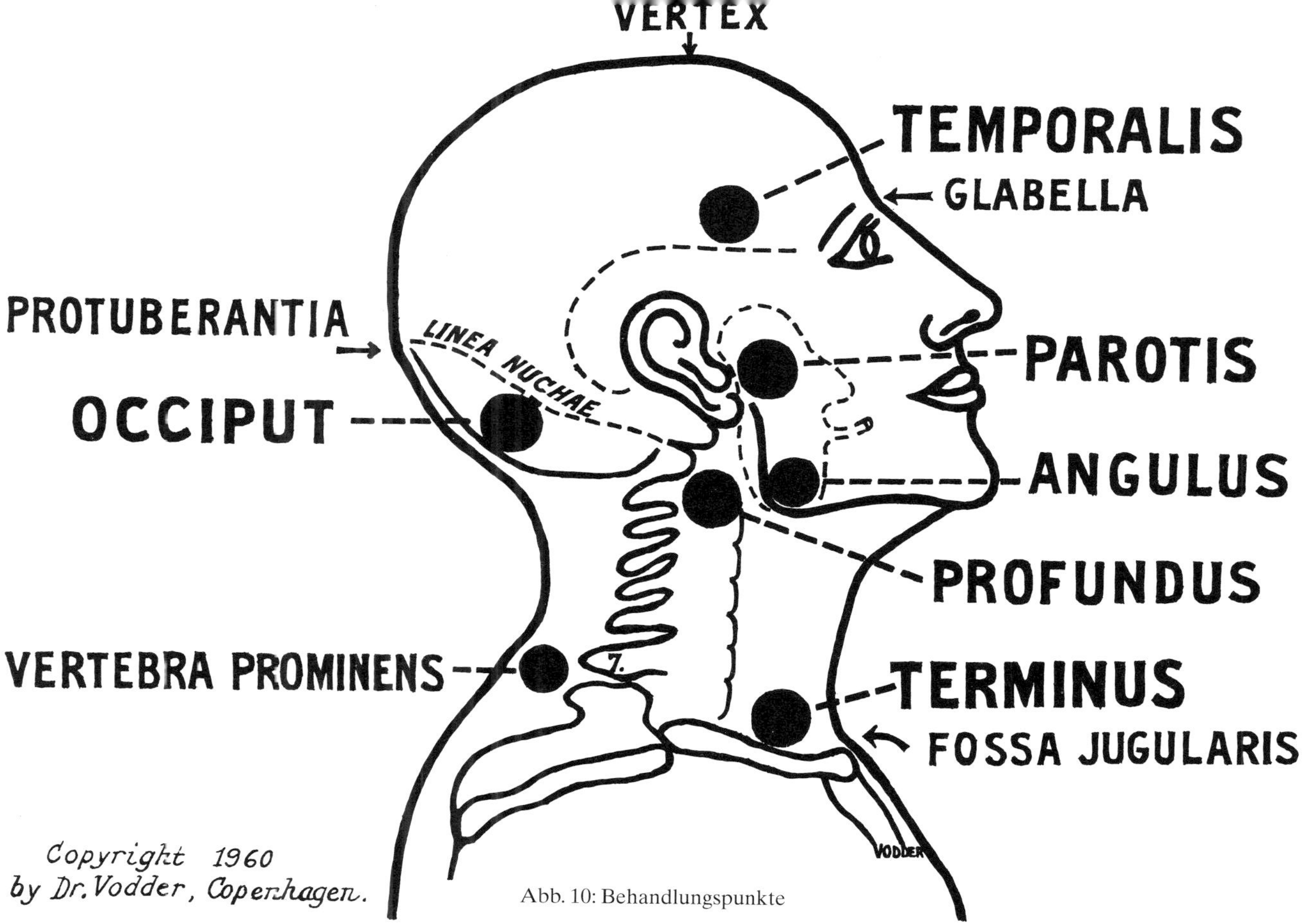

Abb. 10: Behandlungspunkte

II. Behandlung des Gesichtes (vom Kopfende ausgeführt)

1. Effleurage: Parallele Striche über Unterlippe, Oberlippe, Nase, Wange, Stirn.
2. Stehende Kreisbewegungen von Mitte der Unterlippe bis Angulus (Kieferwinkel), immer 5 Kreise auf der Stelle (3mal).
3. Stehende Kreisbewegungen von Mitte der Operlippe bis Angulus (3mal); am Ende dieser Behandlung 1mal bis Terminus abdrainieren. Terminus mit dem Zeigefinger.
4. Stehende Kreisbewegungen vom Nasenrücken seitlich bis zur Wange, zuerst Nasenspitze seitlich (3mal), dann Nasenmitte seitlich (3mal), dann Nasenwurzel seitlich (3mal), dann seitlich der Nase vor bis zu den Nasenflügeln (1mal).
5. Die „lange Reise“: Stehende Kreisbewegungen unter den Augen beginnend, abwärts pumpend, an den Mundwinkeln vorbei bis Kinnspitze, von dort bis Profundus in einer Spirale (oder mit stehenden Kreisen) – (3mal).
6. Augenbehandlung:
a) falls nötig, jetzt Tränensäcke behandeln mit stehenden Kreisen und halbem Druck (ca. 15 Torr), mit je 1 oder 2 Fingern oder mit ganz leichten Drückungen (3 mal).
b) an der Nasenwurzel beginnend mehrmals hochziehen mit den Zeigefingern (3mal).
c) 5 Drückungen der Augenbrauen mit Daumen und Zeigefinger flach (3mal).
d) mit dem Daumen an der Nasenwurzel hochziehen, an der Glabella ohne Druck eindrehen, über Augenbrauen abrollen (3mal).
7. Stehende Kreisbewegungen mit den Fingern auf den Augenbrauen, mit Zeigefinger beginnend (3mal).
8. Stehende Kreisbewegungen mit den Fingern ganz flach aufgelegt von Stirnmitte bis Temporalis (Schläfenbein) (3mal).
9. Stehende Kreisbewegungen von Temporalis bis Profundus (3mal).
10. Profundus Sammelbrunnen entleeren mit 20 Kreisen oder mehr (immer im 5er Rhythmus).
11. Stehende Kreisbewegungen von Profundus bis Terminus (1mal).
12. Effleurage:
a) 3mal mit den Daumenballen von Stirnmitte bis Temporalis streichen.
b) 3mal, dieselbe Bewegung bis Temporalis, dort die Hand mit einer $^1/_4$

Bewegung eindrehen, die Daumen unter den Augen einsetzen und über die Wangen seitlich wegstreichen (leicht).
c) beide Hände vorsichtig über das Gesicht legen: unten stützen, oben stützen – Ruhe geben, oben öffnend, unten öffnend – seitlich streichen (3mal).
d) seitliche Striche über das Kinn bis Angulus (3mal).

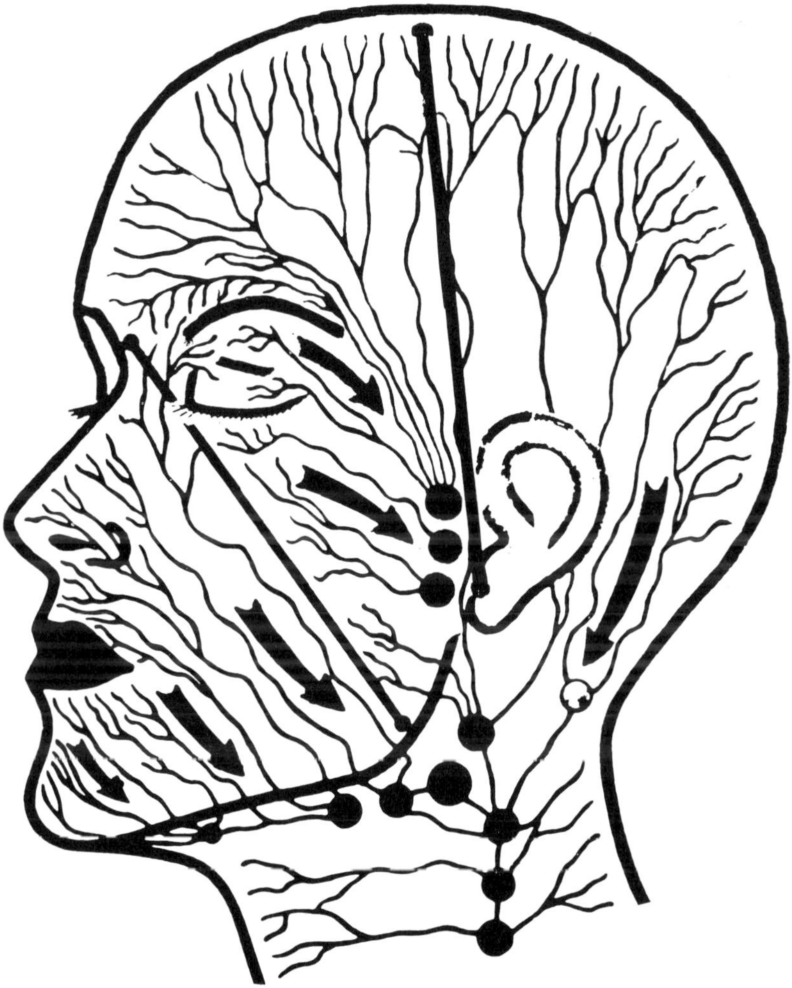

Abb. 11

III. Behandlung des Armes

1. Lange Effleurage (1mal).
2. Schöpfgriffe wechselweise am Oberarm mit 2 Händen (Innenhand beginnt) – (3mal).
3. Pumpgriff mit einer Hand über den M. deltoideus (3mal).
4. Kreise mit flachen Händen (Händewaschen) auf dem M. deltoideus (3mal).
5. Armlymphknoten mit 8 Fingern, stehende Kreisbewegungen, Druck den Fingerspitzen zu (Abflußrichtung Armhöhle) – (3mal).
6. Pumpen – weiterschieben wechselweise an der Außenseite des Oberarms (3mal).
7. Ellbogen: Drückung mit 4 Fingern und Daumenballen (3mal), Daumenkreise um den Epikondylus herum (3mal), Ellbeuge mit dem Daumen in einer Spirale von innen nach außen (3mal).
8. Schöpfgriff am Unterarm mit einer Hand (3mal), den Unterarm drehen (3mal).
9. Daumenkreise wechselweise über das Handgelenk, 3 Linien, (je 3mal).
10. Daumenkreise wechselweise über den Handrücken (Kleinfingerseite beginnen), 3 Linien (je 3mal).
11. Daumen: mit Daumenkreisen und Drückungen (3mal).
12. 2 und 2 Finger behandeln mit Daumenkreisen im Wechsel (3mal).
13. Handinnenseite mit Daumenkreisen im Wechsel, dann parallel (3mal).
14. Lange Abschlußeffleurage (1mal).

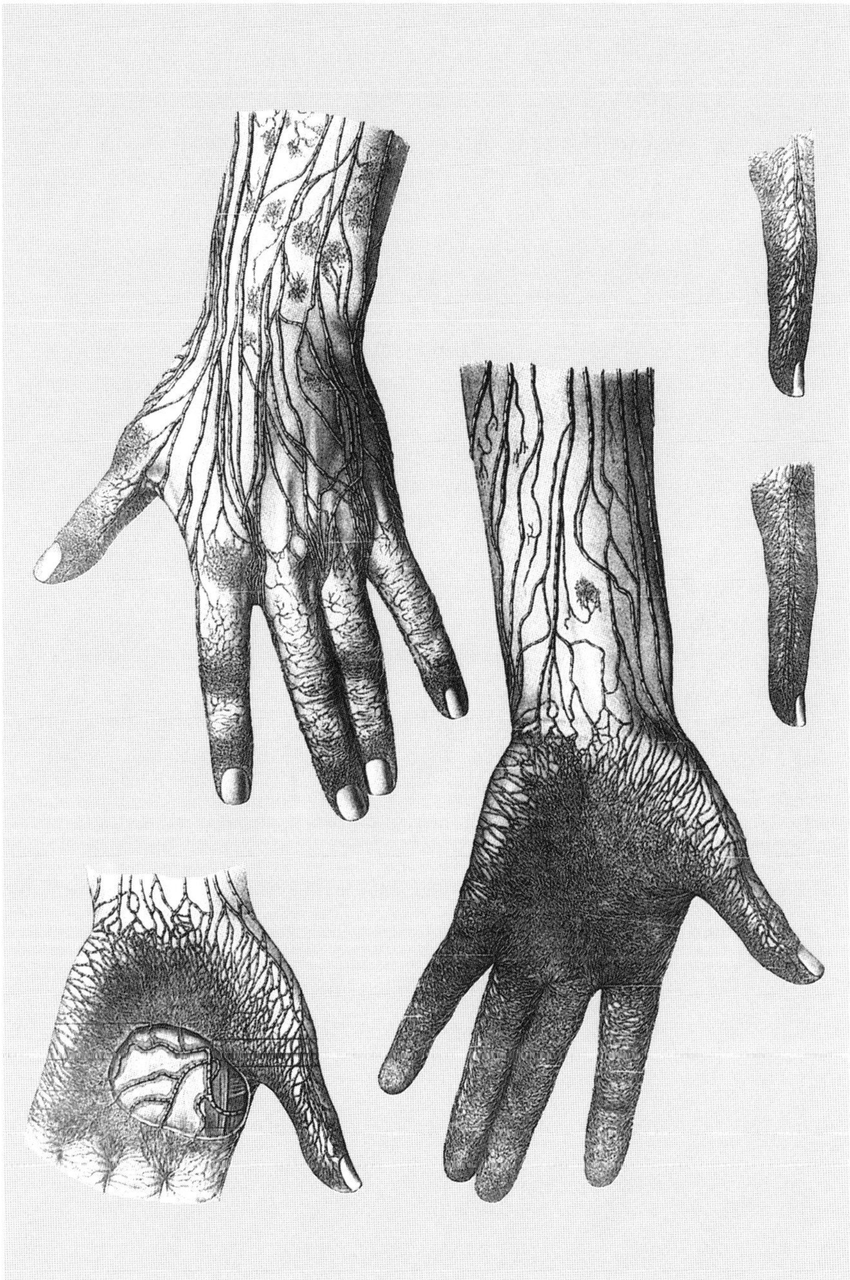

Abb. 12

IV. Behandlung des Beines

1. Lange Effleurage (1mal).
2. Pumpgriffe im Wechsel Oberseite – Oberschenkel (3mal).
3. Pumpen – weiterschieben am Oberschenkel, innen (3mal), oben (3mal), dann außen (3mal), auf der Innenseite mit 4 Fingern, oben und außen mit dem Daumen weiterschieben.
4. Leistenlymphknoten mit acht Fingern behandeln, stehende Kreisbewegungen, Finger werden flach aufgelegt, Finger zeigen schräg nach oben, Druck den Fingerspitzen zu (Abflußrichtung Leistenlymphknoten), kopfwärts abkreisen (3mal), dann 3 verbindende Kreise zum Knie mit Druck nach oben.
5. Knie
a) Pumpen – weiterschieben mit Daumen am „Blumenkohl“ (3mal).
b) Kniekehle mit je 4 Fingern flach nach oben schöpfen (3mal).
c) Patella (Kniescheibe): zu den 4 Fingern die Daumen einsetzen und entlang der Patella Daumenkreise machen (3mal).
d) Pumpgriff übers Knie mit einer Hand (3mal).
e) Pes anserinus mit Daumenkreisen wechselweise behandeln (3mal).
6. Unterschenkel mit aufgestelltem Bein:
a) Unterschenkel im Wechsel, eine Hand über dem Schienbein mit dem Pumpgriff, die andere Hand an der Wade mit dem Schöpfgriff (Daumen liegen an der Außenseite des Unterschenkels) – (3mal).
b) Mit Schöpfgriff wechselweise, die Daumen laufen parallel zum Schienbein (3mal).
7. Bein wieder ausstrecken: Achillessehne mit je 4-Finger-Spirale parallel (3mal).
8. Fußgelenk wechselweise mit Daumenkreisen, 3 Linien (je 3mal).
9. Fußrücken wechselweise mit Daumenkreisen, 3 Linien (je 3mal).
10. Parallele Daumenkreise (Ödemgriff) am Lymphsee (3mal).
11. Quergewölbe mit Drückungen (3mal).
12. Abschlußeffleurage (1mal).

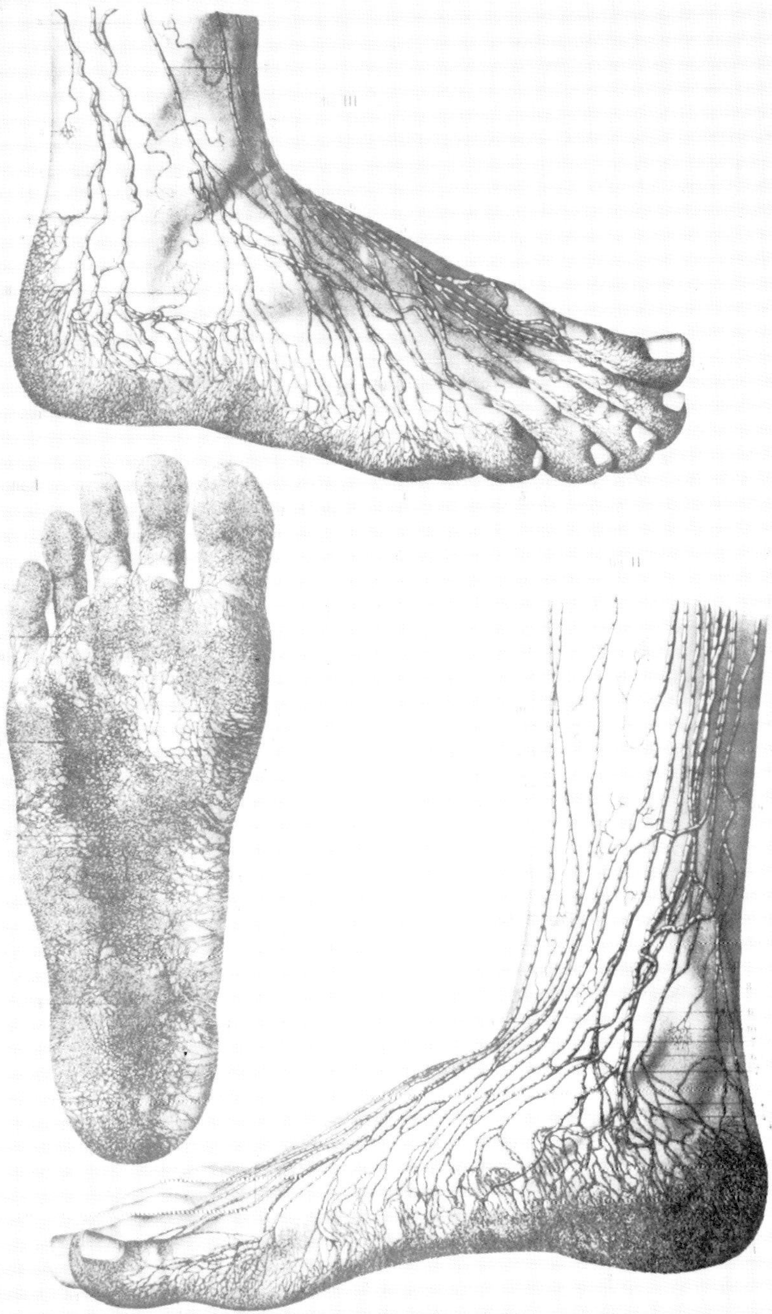

Abb. 13

V. Behandlung des Nackens

1. Effleurage mit Drehgriffen von Mitte BWS bis HWS (3mal).
2. Stehende Kreisbewegungen von Profundus bis Terminus (3mal).
3. Stehende Kreisbewegungen von Okziput bis Terminus (3mal).
4. Am Kopfende stehend: Stehende Kreisbewegungen entlang Linea nuchae von Mitte des Kopfes bis zu den Ohren, auf dieselbe Art den ganzen Hinterkopf behandeln, jede Linie einzeln (3mal).
5. Stehende Kreisbewegungen, seitlich am Hinterkopf bis zum Terminus (1mal).
6. An der Hinterhauptschuppe fassen, die HWS vibrierend dehnen (3mal)
7. Schulter von außen nach innen mit Pumpgriff (3mal).
8. „Karnickelgriff", Pumpgriff – pumpen – weiterschieben (3mal).
9. Flache Daumenkreise im Wechsel über eine Schulter und über die andere Schulter (jeweils 3mal), ebenso flache Daumenkreise parallel (3mal) – (Schultermuskulatur bearbeiten – Richtung Terminus).
10. Stehende Kreisbewegungen mit 8 Fingern links und rechts der Wirbelsäule, Druck zur Wirbelsäule (Soldaten) – (3mal).
11. Vibration, Abschlußeffleurage (1mal).

VI. Behandlung des Rückens

1. Effleurage als Drehgriffe parallel:
von den Schulterblättern aufwärts auf 3,
von der Mitte aufwärts auf 5,
von der Lumbalgegend aufwärts auf 7 (je 1mal).
2. Drehgriffe im Wechsel über die rechte Schulter und rechte Seite (immer von der Wirbelsäule aus seitwärts auf 6 in 3 Bahnen) – (3mal).
3. Zwischenrippenräume mit den Fingern mittels kleiner ovaler stehender Kreisbewegungen, Druck nach innen.
4. Siebenergriff: mit der fußwärts gelegenen Hand beginnen, von der Rückenmitte seitwärts mit Drehgriffen auf 4, dann in Richtung Armhöhle bis sieben, pumpen – weiterschieben ohne Daumen (3mal).
5. 3 große stehende Kreise auf der Seite in Richtung Armhöhle (3mal).
6. Stehende Kreisbewegungen am Oberarm rückwärts, bis eine Hand im Terminus, die andere in der Armhöhle endet (3mal).
7. Der Behandler wechselt auf die andere Seite und behandelt den Trapeziusrand mit Daumenkreisen.
8. Nr. 2–7 wiederholen, jetzt wird die linke Seite des Patienten behandelt.
9. Drehgriffe auf den Rückenstreckern parallel, im Wechsel und in verschiedenen rhythmischen Variationen.
10. Schulterblattdreieck mit flachen Daumenkreisen (3mal), zuerst parallel, dann im Wechsel. Mit 8 Fingern ganz flache Kreise machen, wobei die Kreise und der Druck nach rechts gehen auf der rechten Seite des Schulterblattdreiecks, auf der linken Seite drehen wir nach links (je 3mal).
11. Schulterblattkanten mit stehenden Kreisbewegungen (Fingerkuppen) direkt über die Kanten, Druck jeweils in Richtung der Armhöhlen (Soldaten) – (3mal).
12. Stehende Kreisbewegungen mit 8 Fingern links und rechts der Wirbelsäule, Druck der Wirbelsäule zu (Soldaten) – (3mal).
13. Vibration, Abschlußeffleurage (1mal).

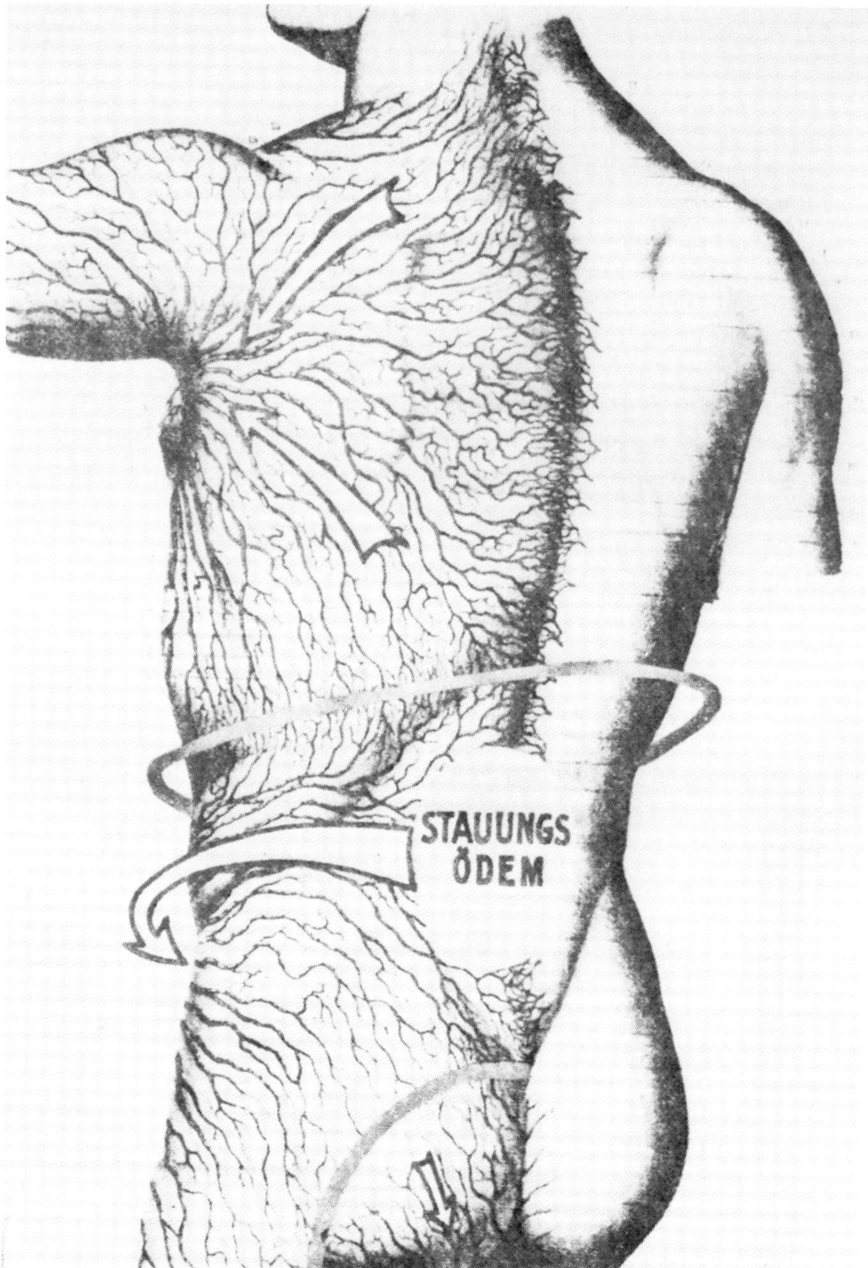

Abb. 14

VII. Behandlung der Lende

1. Effleurage mit Drehgriffen vom Kreuzbein, entlang der LWS (3mal).
2. Drehgriffe parallel fächerförmig seitwärts auf 7, die letzten zwei Bewegungen sind Kreise mit flachen Fingern (ohne Daumen) – (3mal).
3. Drehgriffe wechselweise von LWS über die Hüfte und die Glutaen (3mal).
4. Stehende Kreisbewegungen Hand auf Hand über die Crista iliaca (Beckenkamm) hinweg, Druck den Fingerspitzen zu und Kreise kopfwärts (3mal).
5. Stehende Kreisbewegungen unterhalb Crista iliaca auf drei gedachten Halbkreisen auf den Glutaen, Finger werden in Lymphabflußrichtung angelegt, Druckrichtung zu den Fingerspitzen (inguinalen Lymphknoten), Kreise fußwärts abdrehen (3mal).
6. Stehende Kreisbewegungen entlang des os sacrum und der LWS mit 8 Fingern, Druck zur Wirbelsäule (Soldaten) – (3mal).
7. Griff über M. quadratus lumborum: stehende Kreisbewegungen zwischen Crista iliaca und 12. Rippe, von außen nach innen, d. h. der Wirbelsäule zu (3mal).
8. Auf die andere Seite wechseln, Nr. 3–7 wiederholen.
9. Kreuzbeindreieck mit flachen Daumenkreisen (3mal), parallel und im Wechsel. Dann mit 8 Fingern ganz flach, Druck- und Drehrichtung ist wie beim Schulterblattdreieck (3mal).
10. Vibration, Abschlußeffleurage (1mal).

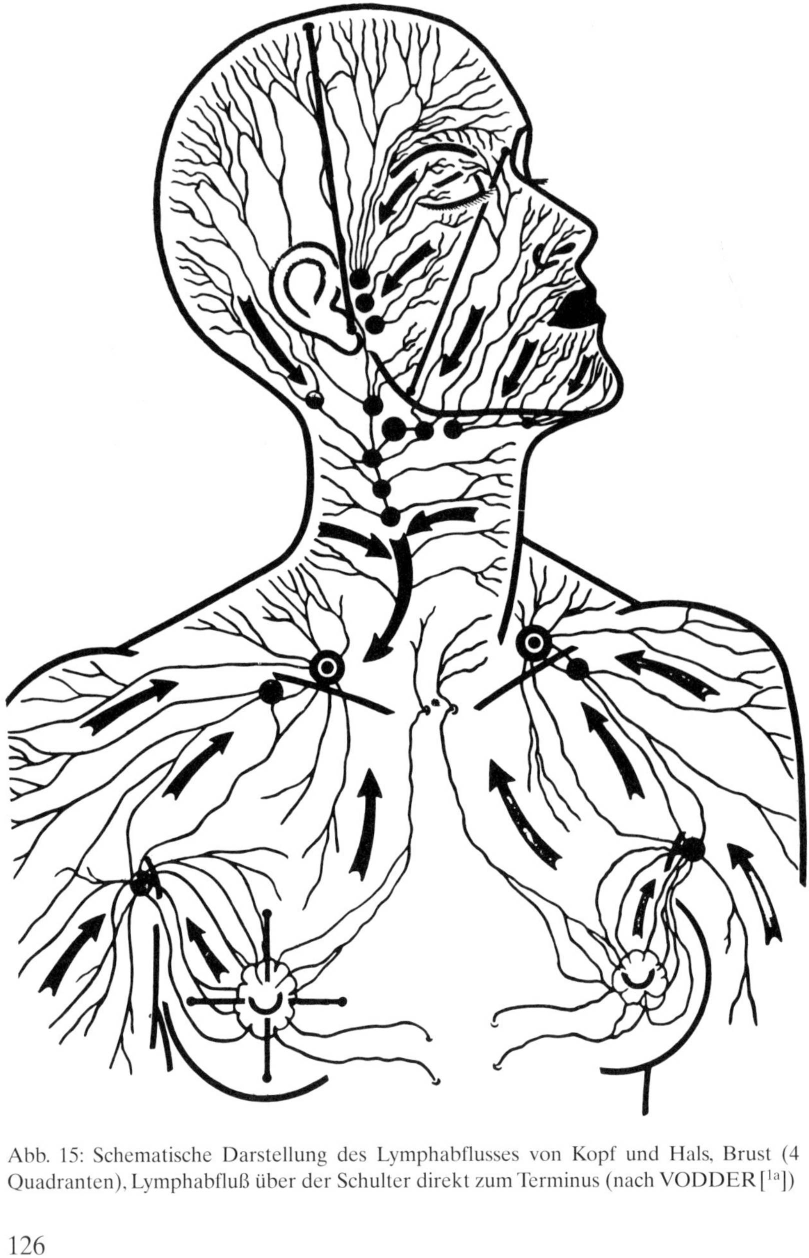

Abb. 15: Schematische Darstellung des Lymphabflusses von Kopf und Hals, Brust (4 Quadranten), Lymphabfluß über der Schulter direkt zum Terminus (nach VODDER [1a])

VIII. Behandlung der Brust

1. Effleurage mit Daumenkreisen von Sternum bis Achselfalte, parallele Bewegungen (1mal).
2. Stehende Kreisbewegungen mit flachen Fingern seitlich einer Mamma (Außenseite der Brustdrüse) unterhalb der Armhöhle, wenn nötig stützt eine Hand, die andere pumpt (3mal).
3. Pumpen – weiterschieben (ohne Daumen) an der gleichen Stelle (3mal).
4. Dann den Daumen mit einlegen und mit dem Pumpgriff die Mamma in Richtung Armhöhle abdrainieren, pumpen – weiterschieben mit flachen Daumenkreisen (3mal).
5. Drehgriffe im Wechsel von Brustbein bis zur Seite über die Rippen. Die brustwärts gelegene Hand beginnt (3mal).
6. Behandlung der Zwischenrippenräume mit kleinen ovalen Fingerkreisen, Druck nach innen (3mal).
7. Ansätze der Rippen am Brustbein mit 8 Fingern, Druckrichtung Sternum, dann das Brustbein mit flacher Hand und wenig Druck behandeln (je 3mal).
8. Große stehende Kreise (3) mit 8 Fingern an der Seite bis zur Armhöhle (3mal).
9. Auf die andere Seite wechseln, Nr. 2–8 wiederholen.
10. Drehgriffe parallel vom Sternum bis zur Seite auf 4, dann parallele Fingerkreise spiralig zur Armhöhle auf 7 (3mal)
11. Abschlußeffleurage (1mal).

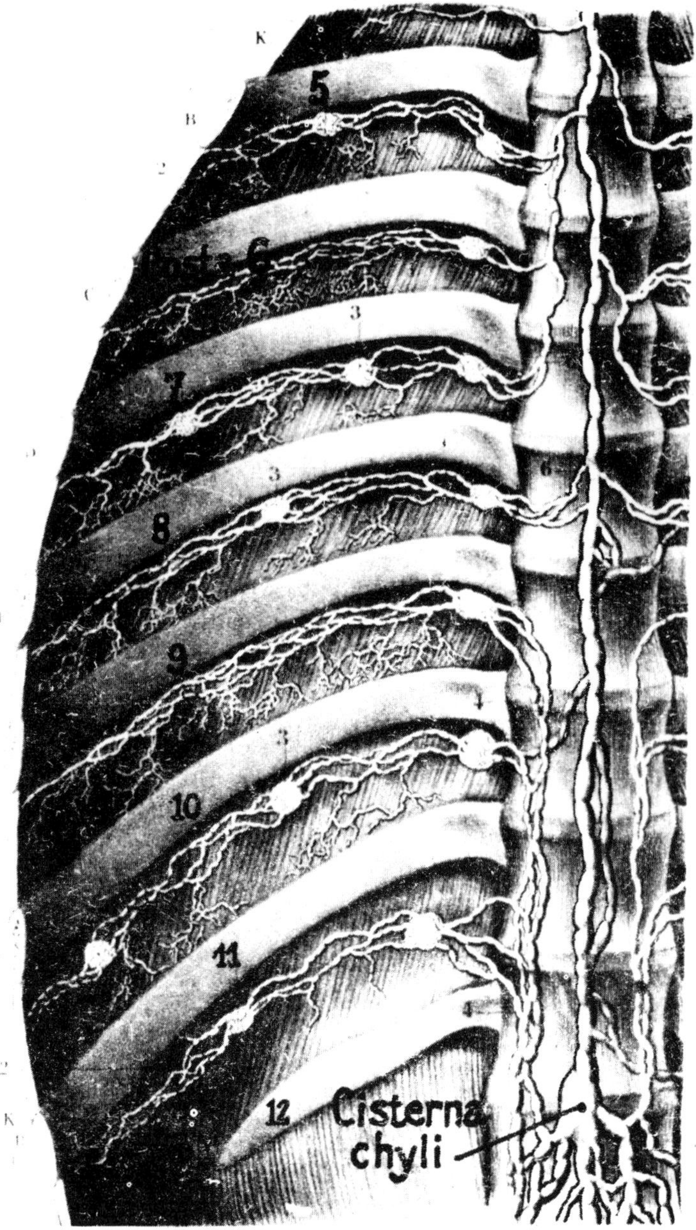

Abb. 16: Beginn des Ductus thoracicus mit der Cisterna chyli. Interkostale Lymphbahnen und interkostale Lymphknoten. Truncus lymphaticus descendens dexter et sinister (absteigende thorakale Lymphbahnen nach VODDER [25])

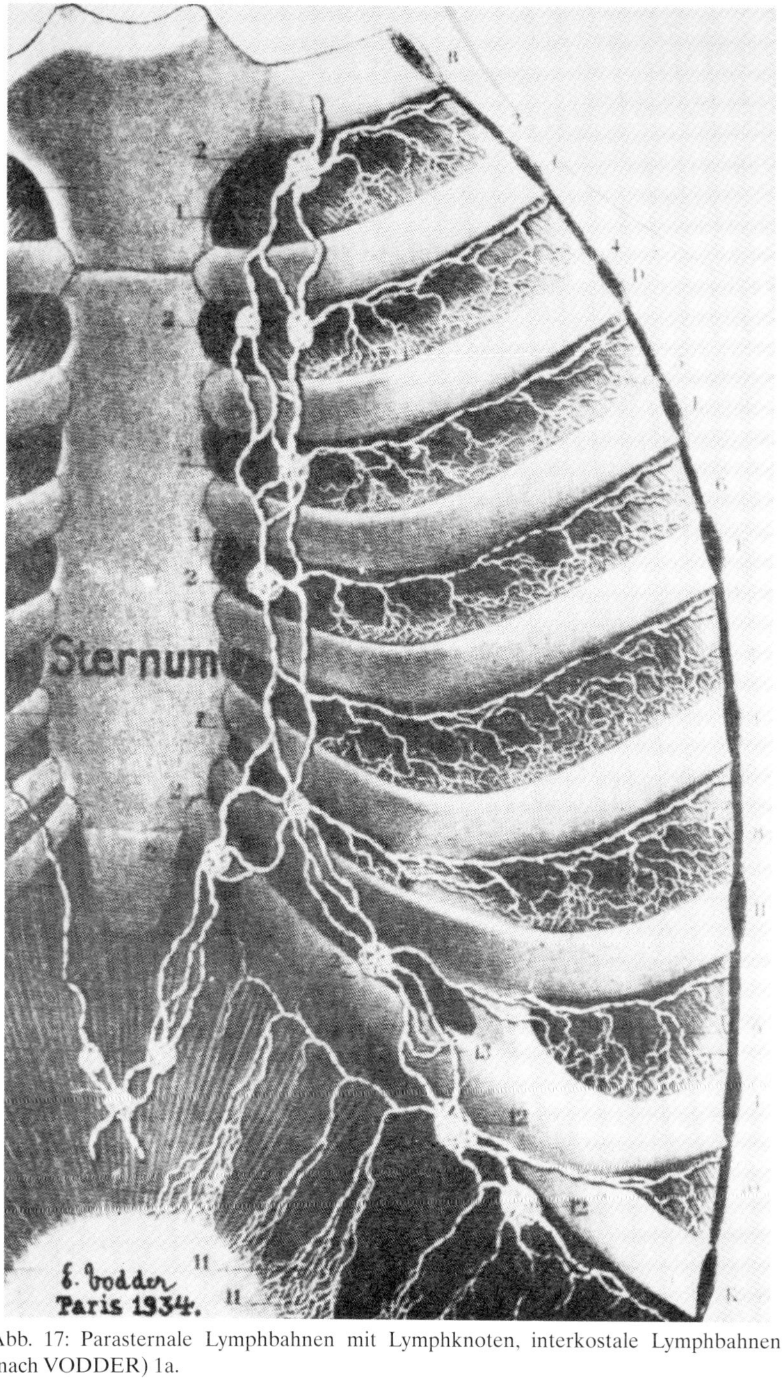

Abb. 17: Parasternale Lymphbahnen mit Lymphknoten, interkostale Lymphbahnen (nach VODDER) 1a.

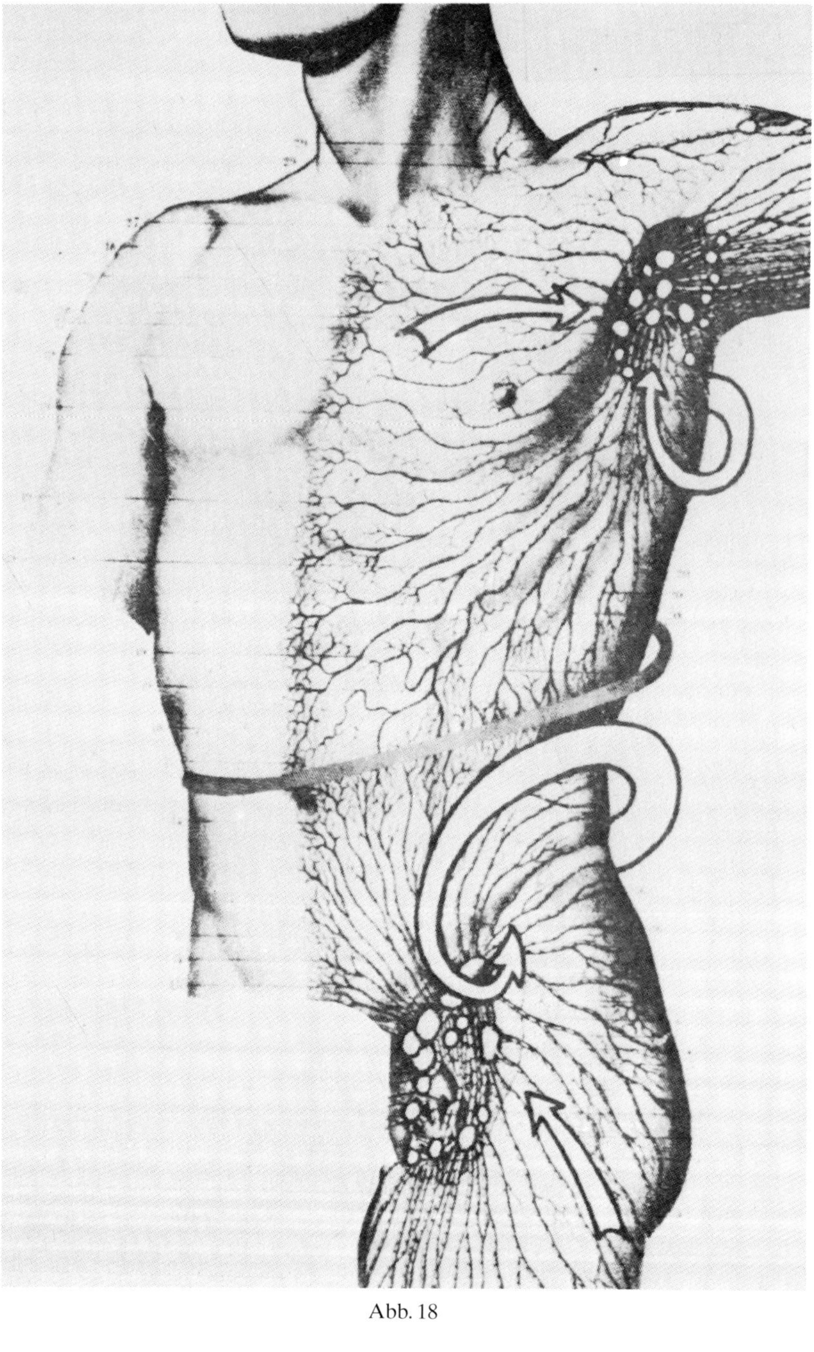

Abb. 18

IX. Behandlung des Bauches

1. Effleurage (Drehgriffe) vom Schambein bis unterhalb des Sternums (1mal), dann Streichungen über den Plexus solaris mit flacher Hand (5mal).
2. Streichungen über Colon descendens (absteigender Dickdarm) im Wechsel (5mal).
3. Streichungen über Colon descendens, Colons ascendens (aufsteigender Dickdarm) und Colon transversum (querliegender Dickdarm) mit beiden Händen, also dreieckige Streichungen (3mal).
4. Kolonbehandlung: Mit 4 auf 4 Finger stehende Kreisbewegungen über Colon descendens, Colon ascendens, Colon transversum, die Finger jeweils parallel zum Darm legen und die Haut in die Richtung drücken, in die sich der Darminhalt bewegt (3mal).
5. Siebenergriff: 4 auf 4 Finger machen fortschreitende Kreisbewegungen über Colon descendens. Colon ascendens wird mit Daumenkreisen wechselweise behandelt (in Richtung Flexura hepatica), von dort wieder mit Drehgriffen wechselweise über Colon transversum und Unterbauch, dabei 3mal auf sieben zählen (3mal wiederholen).
6. Abmagerungsgriff: Drehgriffe wechselweise quer und, falls notwendig, längs über Abdomen (3mal).
7. Pannikulosegriff: Kleine leichte Hauttechnik mit eindrehendem Daumen gegen Zeigefinger in Richtung Leistenlymphknoten. Hautlymphabflüsse beachten (3mal).
8. Lymphknotenbehandlung: Stehende, in die Tiefe gehende Kreisbewegungen, die Finger werden seitlich des Os pubis und seitlich des Rectus abdominis angelegt, vor der Druckphase wird die Haut drucklos nach distal gezogen, ganz langsame Bewegungen, dabei dem Patienten in die Augen schauen, Druck in die Tiefe und in Richtung Cisterna chyli (je 5mal auf jeder Seite).
9. Abschlußeffleurage mit Atmung: beim Einatmen flache Drehgriffe von Os pubis (Schambein) bis unterhalb des Sternums; beim Ausatmen parallele Streichung der Daumen entlang der Rippenbögen, dann entlang Crista iliaca und den Leistenbändern bis Os pubis mit den Fingern (3mal).

X. Therapiegriffe – Sondergriffe – Ödemtherapie

Zur Behandlung von verschiedenen Krankheiten, Haut- oder Gewebsveränderungen verwenden wir sogenannte Therapiegriffe.

Diese unterscheiden sich nicht von den im praktischen Teil des Buches beschriebenen Griffen, im Gegenteil, sie haben die typischen Kriterien aller bei der Lymphdrainage verwendeten Griffe: Kreisförmige Hautverschiebungen, unterschiedliche Druckanwendung während einer Kreisbewegung, Druckstärke an das Krankheitsbild angepaßt, Druckrichtung in Richtung des Lymphabflusses. Dazu werden Bewegungsübungen verschiedener Art und Atemübungen sowie gegebenenfalls Bandagierungen kombiniert. Die Behandlungsdauer ist dem Krankheitsbild angepaßt.

Nachdem es so viele Indikationen für die ML gibt, und jede einzelne Indikation noch in unzähligen Varianten vorkommt, ist es unmöglich, Therapiegriffe zu beschreiben. Sie variieren von Patient zu Patient. Die Ausbildung in den weiterführenden Kursen setzt die Kursteilnehmer in die Lage, jedes Krankheitsbild zu behandeln, das eine Indikation für die ML darstellt. Grundsätzlich kann mit Therapiegriffen jede Stelle des Körpers auf adäquate Art behandelt werden unter Berücksichtigung der für die ML typischen Technik [27].

2. Vodder schreibt zur Technik der Manuellen Lymphdrainage

[1a] „Das Lymphgefäß-System therapeutisch zweckmäßig zu bearbeiten, ist keine einfache Methode, weil ja die Lymphgefäße fein wie Seidenfäden und die Lymphkapillaren noch feiner und zarter als diese sind. Die klassischen Massagegriffe haben keine drainierende Wirkung. Wenn wir mit harten, steifen Handbewegungen massieren, pressen wir auch das Blut aus einem Gewebe in das andere, die regenerierenden Säfte dringen nicht mit dem Effekt ihrer eigenen Strömungsart in die Gewebe ein. Manchmal erreichen wir nur eine schmerzhafte Zerquetschung der Kapillaren mit Hämatomen. Daher mußten wir eine ganz neue Technik aufbauen.

Um eine wassertreibende Wirkung zu erzielen, haben wir eine besondere Art von Pumpbewegungen ausgearbeitet, wie wenn eine Pumpe die Säfte heranholt und weiter bewegt, das heißt: unsere Handgriffe drehen sich spiralartig bewegend ins Gewebe ein und aus. Die Lymphdrainage ist an die Hand gebunden, und KEIN Gerät kann geübte Hände ersetzen. Wenn diese verfeinerten Bewegungen mit einem in die Fingerspitzen gelegten Bewußtsein ausgeführt werden (zart wie mit Katzenpfoten), erreichen wir eine beruhigende Entspannung, so daß die Lymphe weiterfließt. Frischer Sauerstoff und Wirkstoffe durchdringen das Interstitialgewebe zur Ernährung und Regeneration der Zellen. Die kreisenden und spiralartigen Drainagebewegungen sind lebensentfaltende Bewegungen, wie alle Spiralschwingungen in der Natur. Das Ein- und Ausdrehen der Hände, dazu mit steigender und fallender Druckwirkung im Gewebe (crescendeo – decrescendo) ist ähnlich wie die Herzbewegung mit ihrer Systole und Diastole. Der Rhythmus des Herzens beträgt bekanntlich 8 Zehntel Sekunden, wobei das Herz eben 4 Zehntel ruht. Das Herz ruht ebensolange Zeit wie es arbeitet, und es kann dadurch normalerweise 100 Jahre ohne Müdigkeit arbeiten. Wir kennen Masseurinnen, welche unsere Methode der Lymphdrainage so gründlich beherrschen, daß sie die Behandlungen ohne Müdigkeit und Anstrengung ausführen können, spielend in Spannung und Entspannung, in der Arbeit aufbauend, in der Pause schöpfend. Wenn man nämlich harmonisch arbeitet, fühlt man förmlich die natürliche Quelle von Kräften fließen; man könnte sie die kosmischen Kräfte nennen.

Die Lymphdrainage bezweckt, die verbrauchte Gewebsflüssigkeit vom Kopf und den verschiedenen Regionen des Körprs zum Hals zu bringen, damit neue, frische Lymphe in die Gewebe hineinfließen kann. Die Drainage muß sanft, harmonisch, rhythmisch und mit geschmeidigen Händen ausgeführt werden. Vor allem müssen die Handgelenke locker sein. Eine harte Massage oder krampfartige Spannung kann eine lokale Verschließung der Lymphkapillaren mit Bildung von neuen Infiltrationen verursachen. Die geschmeidigen Hände sollen so lebendig und selbständig sein, daß man auf der trockenen Haut massieren kann, wodurch man den guten Kontakt mit der Haut und dem Gewebe bekommt, was besonders auch die Untersuchung erleichtert."

Mit Absicht gehen wir ausführlich auf die Ganzkörperbehandlung ein: Uns Masseuren ist ja die Ganzheitsbehandlung, die Ganzheitsmedizin nicht fremd, wenn wir auch gezwungenermaßen sehr viele Teilbehandlungen machen müssen. Entschuldigend wird dann gesagt, daß die bei der Behandlung entstehenden Reflexe ja den ganzen Menschen beeinflussen. In dieser zeitsparenden Technik entwickeln sich auch die neuen Massagemethoden.

Wenn wir eine komplette Ganzkörperlymphdrainage geben, dann beeinflussen wir direkt 50% des gesamten Bindegewebes des Menschen.

Nehmen wir an, daß die direkte Einwirkung der ML nur 2 cm tief ist, dann ergibt sich bei einer Hautfläche von 2 qm und einem spezifischen Gewicht des Körpers von 1,2 (200 x 2 x 1,2) = 48 kg. Rechnen wir das Durchschnittsgewicht des Menschen abzüglich Knochen, kommt es ungefähr darauf hinaus, daß durch die Ganzbehandlung die Hälfte des gesamten Gewebes behandelt und direkt beeinflußt wird.

Im Zusammenhang mit der Technik der Manuellen Lymphdrainage nach Dr. VODDER darf man auch noch auf das Arndt-Schulz'sche biologische Grundgesetz hinweisen, das sagt: Kleine oder schwache Reize wirken anregend, starke Reize wirken dagegen lähmend.

Um in einem Satz nochmals die Wirkung der ML zu beschreiben:

ML bringt die Körperflüssigkeiten (Bindegewebsflüssigkeit, Lymphe und Venenblut) zum Strömen, ML bringt Schlacken weg aus dem Bindegewebe, ML behebt Stoffwechselstörungen im Interstitium, ML unterstützt den Abwehrmechanismus unseres Lymphsystems, ML bringt uns in eine nervlich ausgeglichene Situation, ML behebt Stauungszustände und ML befriedigt den Behandler, weil er Erfolg hat und helfen kann mit einer Methode, deren Wirkung genau erklärbar ist und deshalb gezielt eingesetzt werden kann.

Kombiniert man Manuelle Lymphdrainage mit anderen Methoden der physikalischen Therapie, dann werden Durchblutungsbehandlungen *vor* der Lymphdrainage gemacht. Bei der Ödembehandlung werden zur Unterstützung und Konservierung der Wirkung der Manuellen Lymphdrainage Bandagierungen verschiedener Art, Dehnlagerungen, Atmungstherapie, eine spezielle Diät, Elektrotherapie und Medikamente eingesetzt. Die Manuelle Lymphdrainage ist und bleibt jedoch unverzichtbarer Hauptbestandteil der Ödemtherapie [34].

C) Anhang

Die Lymphdrainage

Eine neue therapeutische Methode im Dienste der Schönheit

1. Veröffentlichung über die Manuelle Lymphdrainage nach Dr. VODDER, Originalarbeit von Dr. Emil VODDER, 1936, Paris.

Die Schönheit des Gesichtes

Ein Dichter bezeichnet die Augen als Spiegel der Seele – in der modernen Körperpflege könnte man das Gesicht den Spiegel der Gesundheit nennen. Das Gesicht spiegelt nämlich nicht nur unsere Gefühle wider, unsere gute Laune (oder unser Leiden), unseren Charakter; es enthüllt auch unseren Gesundheitszustand, unser seelisches und körperliches Gleichgewicht oder Ungleichgewicht.

Das Gesicht ist auch mehr als der Körper den Witterungseinflüssen, Wind, Regen und Temperaturschwankungen ausgesetzt.

Das Gesicht „lebt" auch mehr als der Körper, es ist „ausgesetzter". So entdecken die Schönen am Morgen in ihrem Gesicht erste Zeichen der Vergänglichkeit – noch lange ehe der Körper selbst altert. Und mit diesem Schock beginnt der nicht enden wollende Versuch, die Schönheit und den Glanz der Jugend zu erhalten …

Daher ist es nicht erstaunlich, daß man sich von alters her besonders im Gesicht um Verbesserung und Verschönerung bemüht – es ist auch nicht erstaunlich, daß die Frau, die ihre Jugend entschwinden sieht, ihre Zeit und ihr Geld dafür aufwendet, um die entscheidenden Jahre aufzuhalten. Wird es ihr gelingen? … Das hängt davon ab, wofür sie Geld und Zeit investiert.

Doch leider gibt es Scharlatane ohne Zahl, deren Taschen unergründlich tief sind … täglich werden unglaubliche Summen für wertlose Pflege- und Schönheitsprodukte ausgegeben.

Denn es genügt nicht – und darüber muß man sich klar werden – die Unzulänglichkeiten des Gesichtes zu kaschieren – wie bei einem

Kranken, der sein Leiden zu heilen glaubt, indem er den Schmerz mit Tabletten beseitigt. Es genügt genausowenig, eine Verjüngungscreme auf das erschlaffte Gesicht aufzutragen. Nun sind aber die meisten Mittel zur Schönheitspflege nur Fassadenkosmetik. Das heißt, daß man das Gesicht nicht mit oberflächlichen Behandlungen verändern darf: Das Peeling, „das Schälen der Haut“ mit chemischen Produkten, sowie gewisse Kosmetikverfahren zur Faltenglättung und Festigung der Haut sind nur ein Trick, ihre Wirkung hält nur kurz an, weil man das Übel nicht an der Wurzel packt.

Ist Altern unumgänglich?

Wenn sich die Welt ständig weiterentwickelt, warum können nicht auch wir den Fortschritt nützen? Weshalb können wir nicht die ewige Jugend erhalten? Es ist doch so schön, jung, gelenkig zu sein, vor Schönheit und Lebensfreude zu strahlen – dem jungen und gesunden Menschen gelingt einfach alles! Weshalb also läßt uns die Natur altern?

Um eine Antwort darauf zu finden, begeben wir uns auf eine Forschungsreise durch die wundersame Welt unseres Körpers.

Das Blutgefäßsystem

Wir beginnen unsere Entdeckungsfahrt im Herzen selbst – und zwar in einem kleinen Fahrzeug, das wir „weiße Blutkörperchen“ nennen. Auf dieser Bahn, die unser Blutgefäßnetz bildet, können wir uns das Leben in den einzelnen Fabriken entlang des Stromes näher ansehen.

Zuerst umgibt uns eine riesige Zahl kleiner Kähne: Die roten Blutkörperchen, die mit Sauerstoff beladen sind, dem Treibstoff für die Tätigkeit aller Zellen. Das Wasser in unserem Strom heißt Plasma und ist von gelblicher Farbe: Es enthält Nährstoffe und Abfälle. Jeder Herzschlag schickt unser kleines Gefährt – in der unglaublichen Zeit von 23 sec. – durch das ganze Blutgefäßnetz (Arterien, Kapillare, Venen), ehe es wieder beim Herzen anlangt.

Das Lymphgefäß-System

Diese Gegend ist dem breiten Publikum eher unbekannt – das, wenn es vom Kreislauf spricht, immer nur den Blutkreislauf meint.

Ein neues System also?

Keineswegs, denn das Lymphsystem ist der Ursprung des Lebens; denn die Lymphe* ist die Nährflüssigkeit für die allererste Ansammlung von Zellen – ebenso wie für den lebendigen Palast aus Milliarden Zellen, dem vollkommenen menschlichen Organismus.

Allerdings wurde dieses System erst relativ spät entdeckt: Von den Gelehrten des 17. Jahrhunderts, die sich mit der Lymphflüssigkeit befaßten, sind zwei anzuführen: PECQUET, der (1647) die nach ihm benannte Cisterna chyli entdeckte und der Däne BARTHOLIN, der drei Jahre später die Lymphgefäße entdeckte.

Wir leben also in Lymphe*, die Zellen unseres Gewebes werden von Lymphe* umspült; sie führt uns die lebensspendenden Nährstoffe zu, die der Körper für seinen Aufbau braucht.

Wenn wir unsere Reise fortsetzen, sehen wir, wie die Jugend, das Leben und der Tod von der Lymphe und ihrer Erneuerung abhängen.

Unser Gefährt hat nun die Kapillaren durch eine kleine Geheimtür verlassen – auf diese Art und Weise können wir die Unterschiede zwischen den beiden Kreislaufsystemen kennenlernen.

Die Lymphe ist eine weißliche Flüssigkeit, der Strom in den Lymphkanälen fließt träge, wir gleiten ruhig dahin, denn hier gibt es keine vom Herzen ausgehenden Wellen, die uns in Sekundenstößen vorantreiben. Wir kommen trotzdem voran, mit Hilfe eines wohldurchdachten Klappensystems, das den Rückfluß verhindert: Wir passieren tausende von Schleusen, ehe wir zu den großen Seen der serösen Höhlen gelangen. Wir können auf diese Art alle Körperregionen besichtigen, vom Kopf bis zu den Füßen, z. B. die Augenkammern, das Ohr Labyrinth, die Membranen von Gehirn und Mark, die Pleuren etc. Wir stoßen auf Überschwemmungsgebiete (Ödeme und Infiltrationen) und Trockenzonen, wo die Lebensfunktionen langsamer ablaufen, wo Zellen entarten, da die Lymphe* Quell ihrer Erneuerung war.

Daher stellt sich das Lymphsystem als eine Art Abwassersystem dar, das die aus der Arbeit der Zellen entstandenen Abfälle eliminiert und sie zu den Organen transportieren, wo sie beseitigt werden, den Lymphknoten.

Die Lymphknoten

Hierbei handelt es sich um Filter, deren Aufgabe es ist, die Schadstoffe, Giftstoffe und Bakterien zurückzuhalten und zu zerstören. Ein Lymphknoten besteht aus adenoidem Gewebe und erzeugt unablässig, wie Milz und Mandeln, weiße Blutkörperchen für die Abwehr des Körpers gegen Eindringlinge und Vergiftungen. Diese Tätigkeit wird während infektiösen Erkrankungen intensiviert. Was geschieht also im Lymphsystem bei einer Infektion (wie z. B. einem schweren Schnupfen)? Wir erleben eine Schlacht. Auf den Vorstoß der Bakterien in die Nase reagiert der Körper mit einer umgehenden Zusammenziehung von Truppen, einem ganzen Sicherheitssystem. Die Schleimhaut schwillt an, die Lymphgefäße und Lymphknoten verdicken sich, die weißen Blutkörperchen zerstören die Bakterien und transportieren sie ab – der Kampf hört im allgemeinen in den Lymphknoten auf, die man mit Festungen vergleichen kann. Das Ganze ist unter dem Mikroskop faszinierend zu beobachten und veranlaßte Claude BERNARD zu folgender Feststellung: „Nicht die Bakterie selbst gibt den Ausschlag, sondern einzig und allein das Gelände."

Wir müssen uns darüber klar werden, daß eine schlechte Lymphzirkulation unsere Abwehrkräfte herabsetzt; und damit ist der Weg für jedwede Infektion offen, wie z. B. Nasenkatarrh, Stockschnupfen, Sinusitis, Halsweh, Angina etc.

Leider wirkt sich dieser Zustand von „Verstopfung", der auf eine Verschlechterung und ein Stagnieren der Lymphflüssigkeit zurückzuführen ist, auch nachteilig auf das Aussehen aus und ist damit die tiefere Ursache für eine Reihe von Schönheitsfehlern, wie z. B. Schwellungen, Rötungen, Aufgedunsenheit, Tränensäcke, Pickel, Couperose etc.

Ein Stagnieren des Lymphflusses hat also katastrophale Folgen für Gesundheit und Schönheit: Man muß den Lymphkreislauf um jeden

Preis wieder in Gang setzen, und das erreicht man mit Hilfe der Manuellen Lymphdrainage, die eine Reinigung der Lymphe* und ein Abschwellen der Schleimhaut bewirkt und somit die Ursache des Übels beseitigt.

Die natürliche Regenerierung der Haut durch die Lymphdrainage

Ehe wir zum Herzen zurückkehren, beschließen wir unsere Forschungsreise mit der Untersuchung der Haut.

Wir sehen, daß sich die Zellen der Haut abnützen und dank eines Prozesses, der Mitose heißt, ständig durch junge Zellen ersetzt werden.

Wir haben gesehen, wie mit Hilfe der Osmose die für das Leben notwendige Nahrung das Blut verläßt, in die Lymphe* übergeht und so bis zur Zelle gelangt. Angenommen, dieser Austausch kann nicht stattfinden, die Lymphgefäße sind mit stagnierender, alter Lymphe verstopft; das Blut fließt vergebens an jener kleinen Geheimtür vorbei und transportiert die Nährstoffe an eine andere Stelle. Der Körper wird so durch seine eigenen Abfälle vergiftet.

Im Laufe meiner biologischen Forschungsarbeiten in den Labors der Fakultät in Kopenhagen (1922–24), unter der Leitung des berühmten Krebsforschers Prof. FIBIGER, wurde mir plötzlich die Bedeutung des Milieus im Lymphkreislauf für Leben, Erkrankung und Tod der Zellen klar. Ich erkannte deutlich, wie die ewige Jugend der Zelle von dieser Flüssigkeit (der Lymphe*) abhängt.

Die Experimente von Dr. CARREL haben diese meine Theorie unterstützt. Es war ihm gelungen, Embryonalzellen mehr als 10 Jahre am Leben zu erhalten, während die normale Lebensdauer des Tieres nur 4–5 Jahre betrug! Das war dank eines lymphatischen Milieus möglich, das alle 2 Tage erneuert wurde.

Schlußfolgerung: Wenn das Milieu und die Zelltätigkeit stagnieren, dann degeneriert die Zelle, altert und stirbt ab. Wird das Milieu ständig erneuert, so blüht das Leben auf, die Zellen teilen sich: dann kann sich die faltige und müde Haut regenerieren, sie wird frisch und elastisch, die Abnützungserscheinungen im Gesicht verschwinden, man erlebt eine regelrechte Metamorphose, eine natürliche Regenerierung, die von innen kommt.

Auf diese Fakten stützt sich also unsere neue therapeutische Methode.

Die Lymphdrainage

Nach vielen Jahren klinischer Erfahrung und Forschung ist es gelungen, eine rationelle Behandlungsmethode zu entwickeln, die eine Erneuerung der Lymphe*, eine Aktivierung der Zirkulation, eine Stimulierung der Zellvitalität und eine Regenerierung des Gesichtsgewebes ermöglicht.

Die Lymphdrainage ist eine gesunde, natürliche und schmerzlose und absolut wirksame Methode, die dem Leben, der Gesundheit und Schönheit eine neue Basis gibt.

Übersetzt von Mag. phil. Methild YVON, Wien

Wir danken Frau BANNIZA, Menden, für ihre große Mühe um die Beschaffung dieses Artikels.

Dem Artikel ist nichts hinzuzufügen. Das Besondere daran ist, daß er vor mehr als 60 Jahren geschrieben wurde. VODDERs theoretische Vorstellungen von damals wurden durch Versuche in mannigfacher Weise als richtig bestätigt. Seine Grifftechnik bedarf keiner Verbesserung oder Weiterentwicklung. Die Methode bedarf nur der weiteren Erforschung ihrer Wirkungskreise. Das ist die uns heute gestellte Aufgabe und zugleich ein Vermächtnis, das uns hinterlassen wurde.

---

* Als der Artikel geschrieben wurde, wurden alle Körperflüssigkeiten mit Ausnahme von Blut und Zellflüssigkeit als „Lymphe" bezeichnet. „Lymphe" im obigen Artikel ist nach der jetzt gültigen Nomenklatur „Bindegewebsflüssigkeit".

Literatur

[1] VODDER, E.: Le drainage lymphatique, une nouvelle methode therapeutique Santé pour tous, 1936.

[1a] VODDER, E.: Die manuelle Lympdrainage ad modum Vodder. Instruktionsheft mit Behandlungstafeln (1970).

[2] HELMRICH, H. E.: Muskelverspannungen als Krankheit, Erfahrungsheilkunde **26,** 12 (1977), 605–614.
Muskelverspannung als Krankheit. Schriftenreihe Erfahrungsheilkunde. Bd. 20. Karl F. Haug Verlag. Heidelberg 1978.

[3] KUHNKE, E.: Der Schmerz als Reflex, Empfindung und Affekt, Physiotherapie **65**, H. 4.

[4] KOWNATZKI, E.: Antigene und Antigenität, aus: Praxis der Immunologie VORLAENDER, K. O., Thieme Verlag 1976.

[5] VORLAENDER, K. O.: Vortrag bei der 8. wissenschaftlichen Arbeitstagung der Ges. f. Man. Lymphdrainage nach Dr. Vodder (1975).

[6] HAHN, H., OPFERKUCH, W.: Mechanismen der immunologischen Infektabwehr, aus: Praxis der Immunologie, VORLAENDER, K. O., Thieme Verlag 1976.

[7] WENDT, L.: Krankheiten verminderter Kapillarmembranpermeabilität. E. Koch-Verlag (1973).

[8] RESCH, K.: Zelluläre Immunreaktionen aus: Praxis der Immunologie, VORLAENDER, K. O., Thieme Verlag 1976.

[9] MISLIN, H.: Handbuch der allgemeinen Pathologie, 3. Bd., 6. Teil, Springer Verlag 1972.

[9a] PISCHINGER, A.: Das System der Grundregulation, Karl F. Haug Verlag, Heidelberg 1980.

[10] BABOR, M.: Vortrag beim Fortbildungstag der Ges. f. Manuelle Lymphdrainage nach Dr. Vodder, in Walchsee, am 3. 4. 1976.

[11] CASLEY-SMITH, J. R.: Electron microscopical observations on the dilated lymphatics in oedemateous regions and their collaps following Hyaluronidase administration, Brit. J. Exp. Path. 48 (1967) 680–689.

[12] MISLIN, H.: Vortrag bei der wissenschaftlichen Arbeitstagung der Ges. f. Man. Lymphdrainage nach Dr. Vodder, Hamburg 1973.

[13] FÖLDI, M.: Handbuch der allgemeinen Pathologie, 3. Bd., 6. Teil, Springer Verlag 1972.

[14] KUHNKE, E.: Prinzipien des Stofftransportes im Organismus **64**, H. 1 Physiotherapie.

[15] BÖRCSÖK, E., FÖLDI, K., FÖLDI, M., WITTLINGER, G.: Zur therapeutischen Beeinflussung des akuten experimentellen lymphostatischen Ödems mit Vitaminen, vitaminartigen Stoffen sowie mittels Massage. Angiologica **8** (1971) 31.

[16] FÖLDI-BORCSÖK, E., CASLEY-SMITH, J. R., FÖLDI, M.: The treatment of experimental lymphedema. Angiologica **9** (1972), 92–98.

[17] STEWART, P. B.: The rate of formation and lymphatic removal of fluid in pleural effusions. J. Clinic Invest. **42** (1963) 258–262.

[18] FÖLDI, M.: Erkrankungen des Lymphsystems, Witzstrock-Verlag 1977.

[19] PRICE, E. W.: Endemic elephantiasis of lower legs in Ethiopia, Abstract: III. Int. Congr. Lymphologie, Brüssel 1970, S. 71.

[20] FÖLDI, M., SIMON, M., SCHNEIDER, J., BÖRCSÖK, E., MAURER, M., LEHOTAL, L.: Characteristic striation and ridge pattern of the cervical skin in lymphogenic encephalopathy. Acta paediat. Acad. Sci. hung. **9** (1967) 262–272.
[21] WENDT, L.: Immunologie auf neuen Wegen. E. Koch-Verlag (1975).
[22] WENDT, L.: Vortrag bei den 2. Fortbildungstagen der Ges. f. Manuelle Lymphdrainage nach Dr. Vodder, Baden-Baden 1980.
[23] TISCHENDORF, F.: Zur funktionellen Grob- und Feinstruktur des lymphatischen Systems, Sonderdruck Nr. 49/51/52 9. 12. 1977, Schattauer Verlag.
[24] WENDT, L., WENDT, Th.: Gibt es einen physiologischen Eiweißspeicher des Menschen? Ehk. 1980/10 S. 805–819.
[25] TISCHENDORF, F.: Lymphatisches System. Demeter Verlag 1980.
[26] MARNITZ, H.: Ungenutzte Wege der Manuellen Behandlung, Karl F. Haug Verlag, Heidelberg 1981.
[27] VODDER, E.: Die technische Grundlage der Manuellen Lymphdrainage. Physikalische Therapie 1/1983, S. 17.
[28] TISCHENDORF, F.: Persönliche Mitteilung 1983.
[29] MISLIN, H.: Die Lymphdrainage als biotechnisches Problem. Vortrag bei den 3. Fortbildungstagen der Ges. f. Manuelle Lymphdrainage nach Dr. Vodder in Baden-Baden, 1982.
[30] SEEGER, P. G.: Leitfaden für Krebsleidende und die es nicht werden wollen. Verlag Mehr Wissen, Düsseldorf 1982, S. 77/78/89.
[31] KUBIK, St.: Drainagemöglichkeiten der Lymphterritorien nach Verletzungen peripherer Kollektoren und nach Lymphadenektomie. Folia Angiologica Vol XXVIII, 7/8/9/80.
[32] BRUNNER, U.: Das Lymphödem der unteren Extremität. Hans Huber Verlag, Bern 1961.
[33] VESTER, F.: Phänomen Streß, dtv 1981.
[34] WITTLINGER, Gebh.: Die Wertigkeit der Manuellen Lymphdrainage bei der Behandlung von lymphostatischen Ödemen. Physikalische Therapie 9/1983, 4. Jahrg., S. 447/448.
[35] HECHT, L.: Orthopädie, Rheumatologie, Unfallchirurgie, Perimed Verlags GmbH, S. 37–39.
[36] PARTILLA, W.: Erfahrungsheilkunde, Band 29, Heft 4/1980, Karl F. Haug Verlag, Heidelberg.
[37] REITTER, K.: Indikationsliste für die Fachpresse, Ges. f. Manuelle Lymphdrainage nach Dr. Vodder.
[38] Acta Lymphologica 1/1979, Verlag für Medizin Dr. Ewald Fischer, Heidelberg.
[39] Acta Lymphologica 2/3/1980/81, Verlag für Medizin Dr. Ewald Fischer, Heidelberg.
[40] Erfahrungsheilkunde, Bd. 33, Heft 9/1984, Karl F. Haug Verlag, Heidelberg.
[41] FÖLDI, E., FÖLDI, M., TISCHENDORF, F.: Adipositas, Lipödem und Lymphostase. Die Medizinische Welt, 198–200 (1983), Schattauer Verlag.
[42] FUNES, J. F., FUNES, L. N.: Cirugia Plastica con Tratamiento pre y post operatorio de drenaje linfatico manual, Vortrag beim 7. Congreso National de Estetica, Cosmetologia S. – 7. 2. 1984 in Mexico-Stadt.
[43] FÖLDI/TISCHENDORF: Lipödem und Zellulitis. Medizinischer Verlag Erdmann-Prenger. München 1985.
[44] Kosmetik international 1/1987.
[45] CURRI, S. B.: Schriftenreihe „Manuelle Lymphdrainage nach Dr. Vodder" – Referate. Karl F. Haug Verlag. Heidelberg 1984.

[46] CURRI, S. B.: Schriftenreihe „Manuelle Lymphdrainage nach Dr. Vodder" – Ödem, Lymphödem und perivaskuläre Grundsubstanz, eine klinische Studie über die sog. Zellulitis. Karl F. Haug Verlag. Heidelberg 1988.
[47] KUBIK, St., MANESTAR, M.: Anatomie der Lymphkapillaren und Präkollektoren der Haut. In: A. BONNIGER, H. PARTSCH: Initiale Lymphstrombahn. Internat. Symposium Zürich 1984. G. Thieme. Stuttgart – New York 1984, 62–69.
[48] HUTZSCHENREUTER, P. und BRÜMMER, H.: Die Wirkung der Lymphdrainage auf die Vasomotion. Lymphol. 1988.